これからのナースに実践してほしいこと

日野原重明から医療者へのメッセージ

日野原重明

中山書店

三つのVを心に――まえがきにかえて

私たちの学習というものは、いつもコンティニュイング・エデュケーション（生涯教育）でなくてはなりません。「コンティニュイング（Continuing）」とは、継続するということです。ライフ・ロングの学習ということです。みなさんが選ばれた看護は、みなさんにとって終生のテーマですから、終生学習を続けるに値する、また続けなくてはならないものだと思います。

また、学習には、動機づけと熱意が必要です。いつも高い理想（Vision）を持ち、それを達成（Victory）するための勇気ある行動（Venture）をとり、学習を実践してみることです。

この三つのVは、牧師であった私の父がいつも口にしていた言葉であり、ここでいう「達成（Victory）」とは必ずしも本人が到達すべきものではありません。次の代に繋げればそれでいいのです。その意志を受け継いだ者たちがバトンを受け取り、いつかそのVictoryを勝ち取ってくれることでしょう。

ですから、みなさんには、いくつになってもあきらめることなく、若い人が恋愛をするように、激しく生きて欲しいのです。その激しさを学習にぶつけたとするならば、後になって美しい花が咲き、実を結ぶことでしょう。

同時に、人生のなかで、人間として感化力のある師に出会うことは、とても大切な経験です。その効能は、良書に勝ります。そのためにも熱心に学習の場に参加し、いい師との出会いを持つことを薦めます。

習慣化する生き方のなかに、人は成長し続け、考える人間になれる道があります。みなさんが、立ち止まることなく学び、いい師と出会い、いい友と出会い、良い習慣を身につけることができるならば、必ずや価値ある日々の仕事の糧となることでしょう。

私が医師になって以来、私の頭の中で考え、それを行動化しようと努力し、実践してきた私の思いを、これからの看護を担う医療人であるみなさんが引き継ぎ、実現して欲しいと熱望して止みません。

なお、本書は2001年2月から始めた中山書店主催の全国セミナーで、私が語ってきたことを中心に再構成し、加筆・訂正したものです。

2017年5月

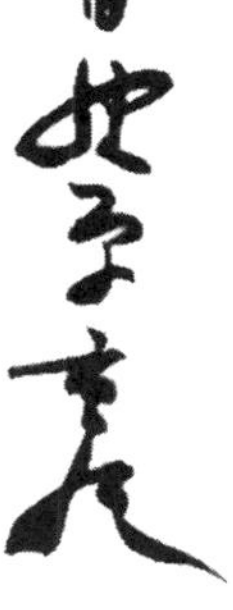

目　次

4章　首から下げている聴診器は使うためにある　101

5章　バイタル・サインは生きてる証拠

6章　看護を支えるための大きな医学をしっかり学ぼう　159

1章

ナースがプライマリ・ケアを担う時代がやってくる

やらなきゃ駄目、日野原先生。教えてあげるから――

皆さん、ようこそお越しくださいました。今日は京都で講演です。私は昭和4年の旧制第三高等学校入学以来、昭和16年に京都帝国大学から聖路加国際病院に移るまでのほとんどを、ここ京都で過ごしておりました。私にとって京都は、医者としての基礎を学んだだけにとどまらず、大人としての人間形成をさせてもらった地でもあります。そんな思い出深い場所で、こんなに大勢の皆さんの前で講演の機会をいただきまして、ありがとうございます。

今、京都では医者としての基礎を学んだと申し上げましたが、まずはそんな思い出からお話をします。

私は京都帝大を戦前の昭和12年に卒業して、昭和13年に大学の医局から派遣されて、伝染病の専門病院である京都病院で働き始めました。伝染病が多い夏は患者さんが1000人から1500人入院します。多いときには一晩に70人が入院しました。そして赤痢や疫痢が多く、夜間に5~6人は必ず亡くなります。当直は私一人でした。だから夜寝ることはできないし、患者さんの病歴を立ったまま大急ぎで書くんです。

そこには呼吸困難のジフテリア患者も入ってきます。私は内科にいたから、気管切開などはやったことがありません。

「どうしてもできない」

と言うと、婦長さんが

「やらなきゃ駄目、日野原先生。教えてあげるから」

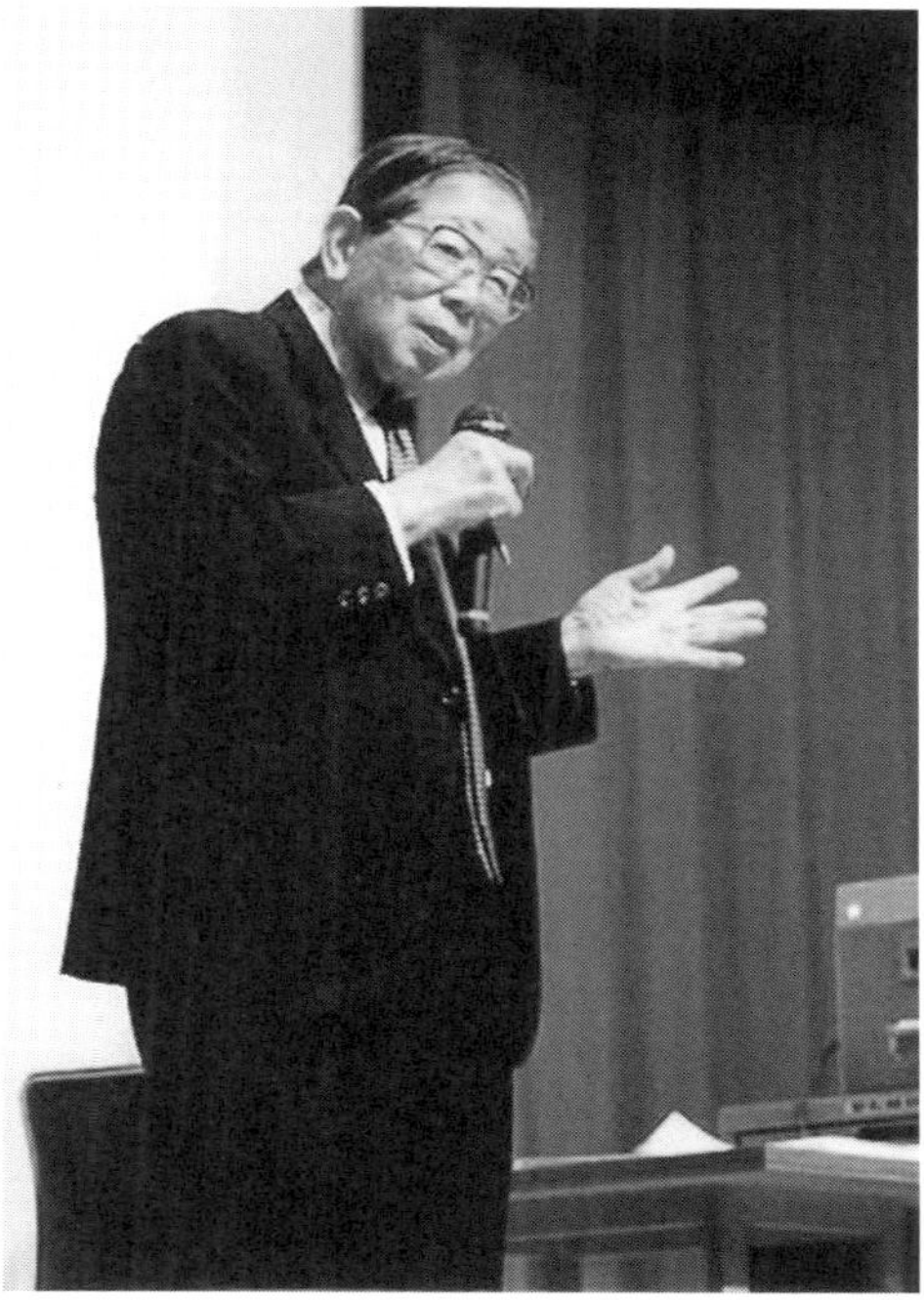

と言って、もう手術室でなくてナースステーションで手術ですよ。手をヨードチンキで洗って、婦長さんが

「このメスでここを掻《か》きなさい」

と言うんです。恐る恐る切って、でも気管が喉の中に入っているからなかなか切開ができない。そのうち椎骨に到達してしまっ

て、婦長さんが
「この喉の中に入ってます」
と教えてくれて、言われた箇所を切ってタイヤに穴をあけたようにシューと空気が出ると、助かるんです。初めは2時間掛かりました。その後手術を数十例経験するうちに、8分でできるようになりました。現場で教えられました。
3歳、4歳の子どもの疫痢やショックだと、まず切開をしてから点滴をします。ブドウ糖、アドレナリンの点滴で血圧を上げるんです。どれくらいのスピードにしたらいいのか病棟の看護主任に訊いたら、ちゃんと教えてくれました。私はそこで注射が上手になって、そこで訓練をしたものが今でもずっと身に付いています。看護師さんからそういう技術を教えられたんです。
今でも回診で注射が下手なレジデントを見ると
「ぼくが代わろうか?」
と言いたくなります。もちろんそれはあまり格好良くないから言いませんけれど。

ナースでもドクターでも同じように診察すればいい

今まで日本の看護というのは、アメリカの流行を追ってきましたから、ナースの立場ということに強くこだわってきました。それはそれでよかった。けれど今のアメリカでは、ナースの立場にはこだわりながらも、さらに進んで医師と対等に診察ができるように自己研鑽も行っています。

私が訪問したアメリカの2～3の大学病院では、外来の診察室が五つあると、そのうち三つの部屋はドクターが診て、残りの二つではナースが診ています。患者さんは希望するところに行きなさいというしくみです。患者さんは自分で選んだ診察室に入って、診断をされて、お薬を処方されて、帰る。そして患者さんが帰った後、各部屋にいた5人が集まってその日の外来を振り返ります。ちょっと判断の難しいことがあったら、ナースが

「先生のご意見はどうですか」

と訊いて、お医者さんが

「私もちょっとわからないから、これは専門家に訊いてみましょう」

ということになったら、専門のドクターに問い合わせる。

アメリカで訪問看護をする人というのは、訪問先で看護だけでなく診察もします。エコーの機械を持っていって、血管が詰まっているかどうかを見ることもあります。モルヒネを処方し、患者さんが亡くなってもドクターは行かないで、ナースが死の宣告をします。特殊な疾患の難しい診断ではなく、よくある心筋梗塞や肺炎、眼底出血などのプライマリ・ケア的なものは、ナースでもドクターでも同じように診療すればいいという考え方ですね。

ナースが患者さんを診て、そしてドクターに電話をして
「先生、眼底出血をしているから入院させてください」

といった話をしています。

訪問看護がこれから本当に伸びるためには、看護師さんが診察・診断をできなければなりません。看護師さんが診断結果を的確に記載・報告しなければならない時代になっていきます。アメリカはすでに30年前から始まっていて、診察のできるナースをナースプラクティショナーと呼んでいました。

日本ではそういうことはなかなか起こりませんね。お医者さんは
「これはわれわれの仕事だ」

と言い、看護師さんも
「これは先生の仕事だ」
と言って、はっきり棲み分けてしまっていますから。
アメリカではドクターがカルテに書いたことをナースが充分に理解しています。循環器で働いているナースは、カルテを読んで「このような不整脈は危険です」ということを、巡回するCCUのドクターやインターンに注意をすることも珍しくありません。ナースがインターンに除細動のやり方を教えるんです。

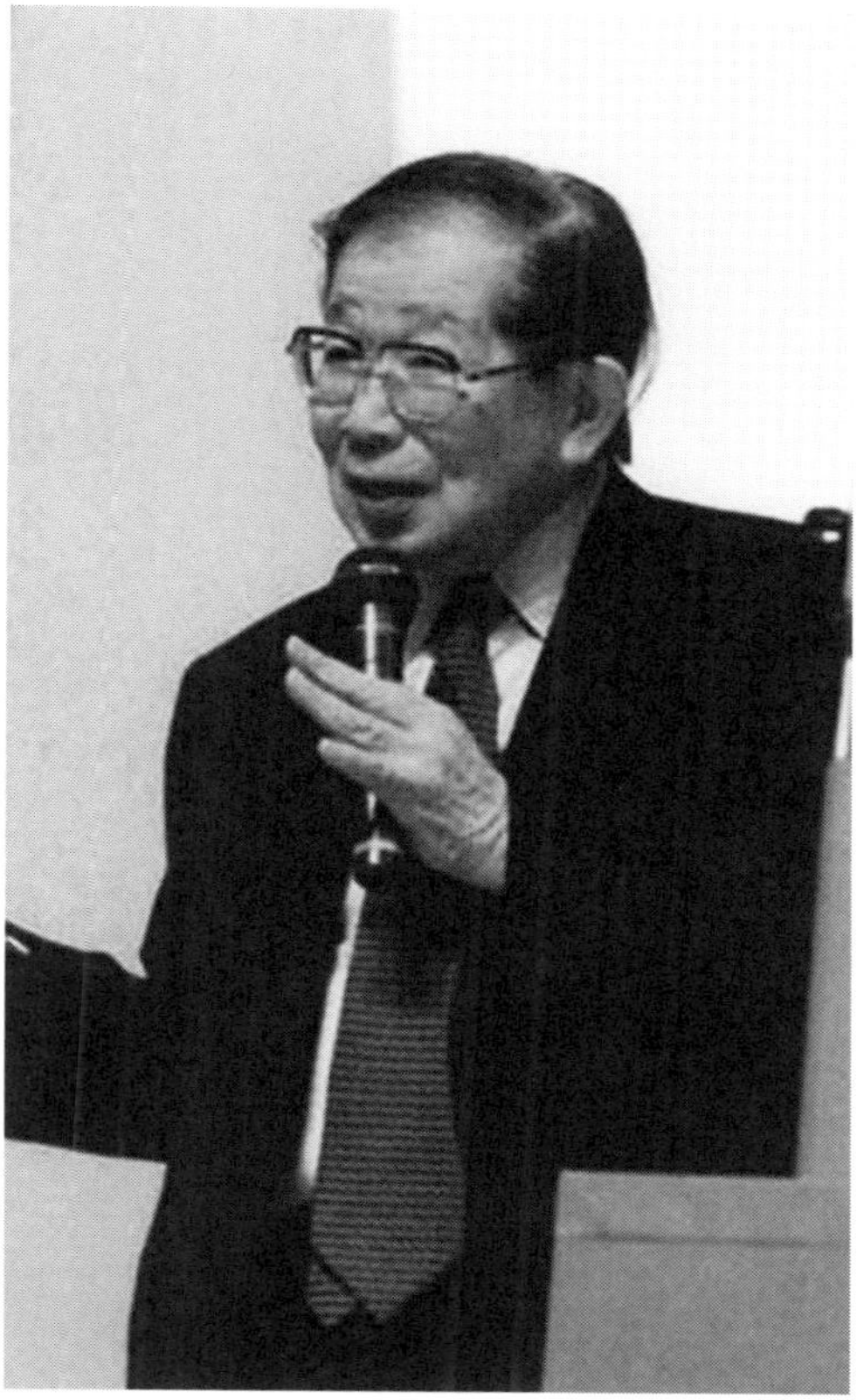

ふっと患者さんを見て、どうも変だと思って聴診器を当てたら雑音がある。「これは心室中隔が破れたんだな。だとするとショックを起こすかも知れない」と判断して、ドクターを呼ぶ。ドクターが来るまでの間にナースが手術の準備をするというのは、アメリカでは普通に行われています。

もしナースが病人のケアをするだけで、疾患に対する知識が充分でなかったら、ドクターがいちいち説明しなければならず、共同作業はしにくくなります。急性疾患の場合には、医師でない人でも医学的なことがわからないと手遅れになるので、チームの一員になれません。

日本に目を向けると、看護師さんの多くは忙しいからただただ日々の業務を繰り返しているというのが実状です。そして経験ばかりに頼っています。膀胱洗浄の仕方は上手ですが、それが本当に効いているかどうかを考えず、ただ「洗浄した」「きれいになった」で満足する。その日の熱が高いか低いかということのみをチェックして、熱の意味するところにまで考えが及ばない人が多いのではないでしょうか。

医学・看護はサイエンスに基づいたアートである

皆さんが専門に入った際、透析ならば透析、心臓のCCUに入ったのならばCCUで、一番新しい知識を常に持っているべきです。

ウィリアム・オスラー先生（1849－1919）は「医学はサイエンスに基づいたアートである」と言いました。このサイエンスというのは自然科学とは違うし、アートは芸術という意味ではありません。

医学におけるサイエンスとは、体を分析して診断する「知識」と「技術」を指します。症状から疾患を導く法則を発見することもサイエンスです。そして「知識」と「技術」に「感性と人間性」を加えた三つを、患者さんにどう適用するか、それが医学におけるアートです。

サイエンスとアートを音楽でたとえると、音楽の理論、協和音とか不協和音、フーガとかソナタ形式という理論はすべてサイエンスです。これらの理論と、実際にピアノやヴァイオリンを弾くテクニック、両方をマスターして演奏家は楽器を弾いています。演奏の根拠には、理論とテクノロジーがなくてはなりません。サイエンスとテクノロジーを駆使してどのよう

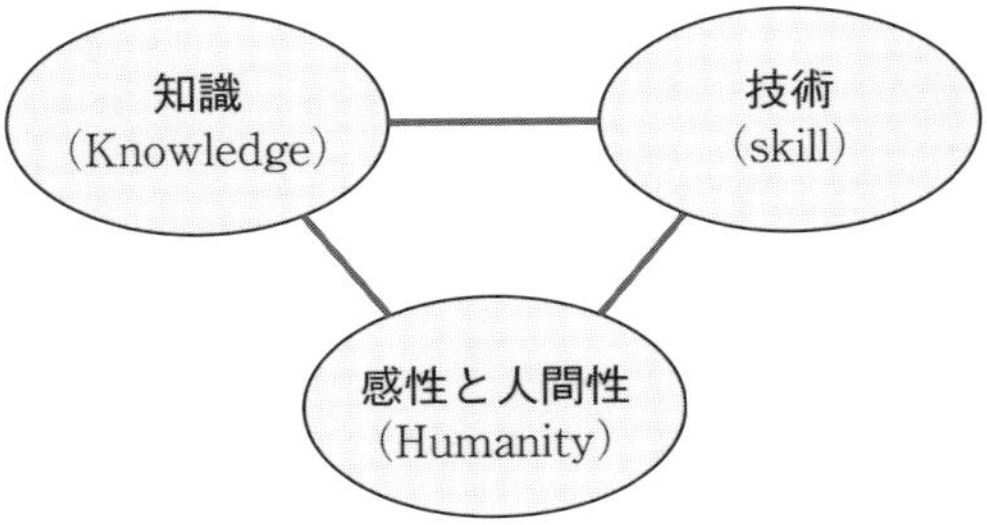

ナースに求められる三つ

に演奏するかが、医療におけるアートという言葉で表現されます。

かのナイチンゲールも、ナースには「知識」「技術」そして「感性と人間性」の三つが求められると言いました。医学も看護も理念は同じです。ですから私はオスラー先生の言葉を発展させて、「医学・看護はサイエンスに基づいたアートである」と言っています。

ですから皆さんも知識と技術を持って、看護師としてアートパフォーマンスをしていただきたい。そしてそれにはどうしても高い感性と人間性が必要不可欠です。

近代的なサイエンスが進むにつれ、医学はだんだん人間に接するということを忘れてきました。もっと医者も原点に戻って人間に接しなければなりません。医者はもっとアートを取り戻すべきです。反対に、看護師はアートのことは充分勉強しているけれども、疾患の知識が弱くなった。いや、弱くなったのではなく、今まではわずかな知識でも充分だったけど、高度な知識がもっと必要になったのですね。もっともっと知識を底上げしないと、皆さんはこれからの病気を理解することができなくなるでしょう。日本の看護はアートの面はかなりいいところへ来ているけれど、サイエンスが非常に遅れてしまっているから、21世紀はサイエンスの勉強にも力を入れたらいいと思います。

イギリスから帰った50代のご婦人が来院され

「コレステロール値が高いから、バターを全然食べられない。食べたい。普通の食事がしたい」

とおっしゃいました。診察すると確かにコレステロール値は高い。

そのご婦人は

「ほかの先生に診てもらったら

『コレステロール値が高いのは、あなたがイギリスでごちそうを食べていたからではないか』

と言われた。けれど、私は日本に来て粗食にしているにもかかわらず高い」

と言うんです。コレステロールの多いものをたくさん食べないでコレステロール値が高いというのは、甲状腺機能が低下している場合が考えられます。

「じゃ、甲状腺機能を診ましょう」

と言って検査したところ、甲状腺機能が下がっていたことがわかりました。甲状腺のホルモンの薬を1日1回投与したら、コレステロールは全く正常になり、食事も普通に戻りました。

このようにコレステロールひとつをとっても、簡単に「高いから食事はこうしなさい」ということは言えないんです。サイエンスの知識を皆さんが持っていないと指導もできません。逆にコレステロール値が非常に低いとなると、甲状腺機能亢進症だったり、がんだったりするかも知れません。ことに膵臓がんがあるかも知れないということを疑って、

「人間ドックでは膵臓の検査はできないから、膵臓の検査を特別にやりましょう」

という提案もできたりします。

医師が眼底を診られなければ看護師が診ればいい

今から20年前に私はシアトルに行ったことがあります。シアトルにはワシントン大学があります。アメリカではワシントンD.C.だけじゃなくて、あちこちにワシントンがあります。
「ワシントンに行った」
と言っても、シアトルなのかあるいはカンザスなのか、どこのワシントンかわからないから
「ワシントンD.C.に行った」

と言わないと通じません。アトランタもあちこちにあります。ですから

「アトランタに行った」

ではなく、州の名前をつけて

「アトランタジョージアに行った」

と言わないとわかりません。

話がそれましたが、そのシアトルのワシントン大学では、大学病院に就職する人に、最初に行うのはオリエンテーションではありません。救急を教えるんです。しかも全員に教えます。医学生や看護学生はもちろん、事務方を含めて全員が救急を学ぶところから始めます。大学病院に行くまでのどこかのバスで乗客乗員が倒れたら、ワシントン大学病院の職員であるからには助ける義務があるというのが、理由のひとつだそうです。資格の有無ではなく「できる人がやる」という考えですね。

聖路加看護大学では、1年生秋の血圧測定のときには、素人のボランティアに聴診器を使った血圧の測り方を教えてもらっています。皆、大学で国文学を専攻していたり、体育大学を出たり、音楽大学を出たり、あるいは心理学を学んでいた人です。興味を持って血圧の勉強をして、ボランティアとして学生に教える。教えるというのは、何もどこかの学校を出

たから教えられるのではなくて、教える能力を持っていれば誰でも構わないんです。
今から20年前に
「あなたたちには教養があるのだから、これから血圧の勉強をして、そして地域に出て行って、みんなに自己血圧測定の仕方を教えなさい。子どもにも教えなさい」
と言って、血圧測定方法を指導し始めました。
すると当時の厚生省の人が電話を掛けてきて
「素人に聴診器を使わせて血圧を測らせるのは、信用できないからやめてください」
と言うんです。私は厚生省の委員などをたくさんやっておりましたから、先方としては遠慮して電話で言ったんでしょうね。直接私のところに来て話をすれば猛烈に反発をするんですが、一方的な電話でしたから
「ああ、そうですか。じゃあ、日本医師会の武見会長に私のやり方を説明します」
と言って電話を切り、武見会長に電話を掛けて私の考えを伝えたら
「あなたの考えるのはもっともだから、私はいいと思うよ」
と言ってくれたので、厚生省に電話をして
「武見会長はぼくの説を支持してくれました」

と言ったら、それ以降文句を言って来なくなりました。
その後10年経って、厚生省の保健所長会議が開かれた際には、逆に
「日野原先生、『血圧は自分で測る』という話をしてくださいませんか」
と要請されました。

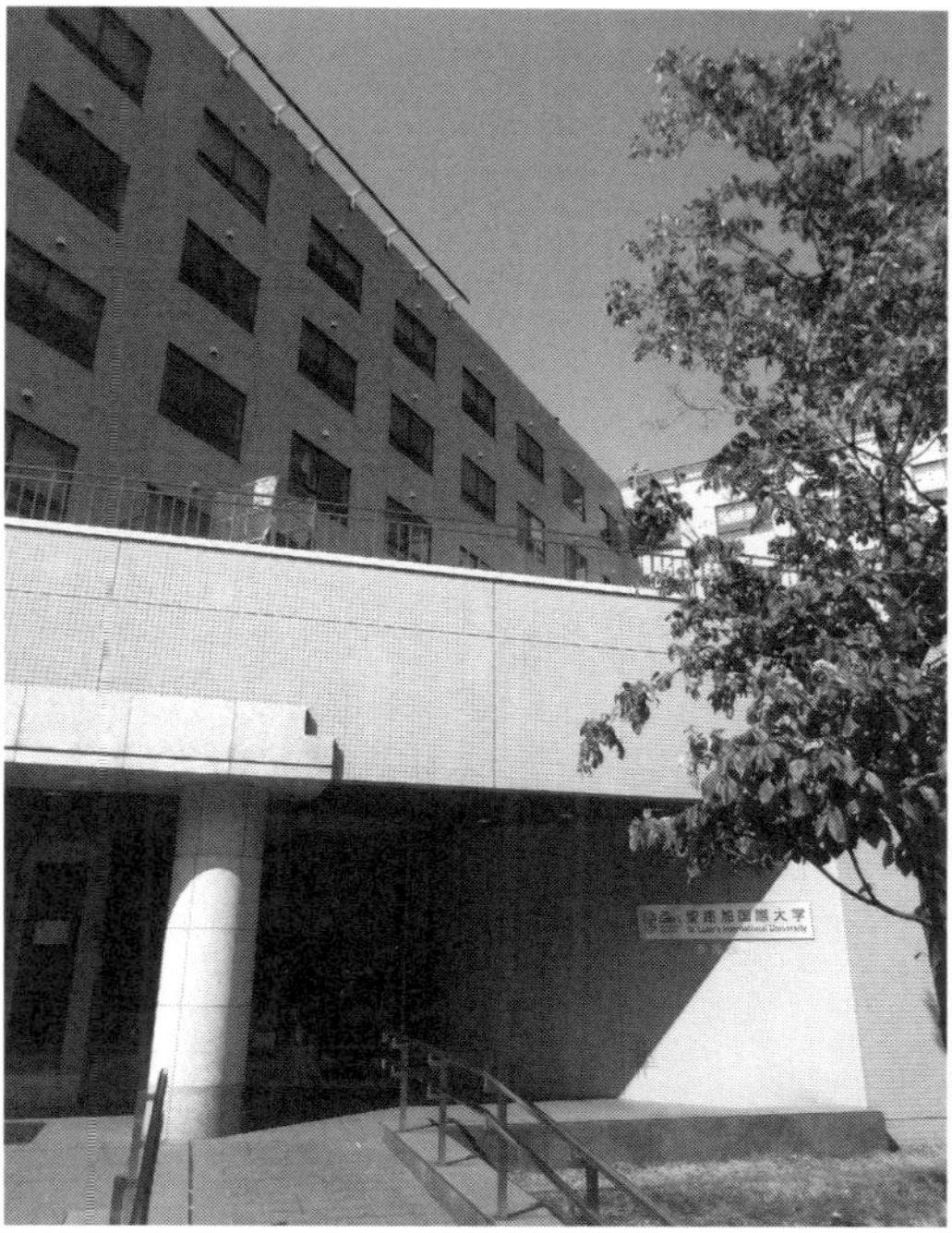

現在の聖路加国際大学
聖路加看護大学は2014年4月に現大学名に改称した

こんなに変わってしまうんです。

皆さんが病気を診るときに、その場にお医者さんがいなければならないということはありません。看護師さんが能力を持っているのであれば、看護師さんがやればいい。二人いれば、どちらがより高い能力を持っているか

によって、より能力の高い人がやればいい。お医者さんが眼底を診られなければ看護師さんが診てもいいんです。それで結果を医師に教えてあげれば問題はありません。私は、21世紀の医療と看護というのは、そういう方向に進むのではないかと想像しています。

税務署で血圧測定をしたら皆高血圧？

20年前、東京都の保健師は、血圧計は医者のものだからと言って、集団健診でも血圧は測りませんでした。全部お医者さんで、しかも聴力が落ちた開業医が測っていたりもしました。そうすると

「最高は１４０であまり高くないけれども、最低が95で高いからたちが悪い。気をつけなさいね」

なんて言われる人が多かった。じつは耳の遠くなった人が測定すると、最高血圧は正常範囲内だけれども最低血圧だけが高いという結果になりがちなんです。

「先生」

と声を掛けても、お医者さんは返事をしないで何か書いている。今度は大きな声で
「せんせーっ！」
と呼ぶと、やっと顔を上げるような耳の遠くなったお医者さんが、最低血圧を測ると85が95になるのは当たり前です。聴力が落ちて音が聞こえないんですから。血圧は医師だから測れるのではなくて、聴力がいい人であれば測れる。医師でない人でも聴力がよければ測れるんだから、測り方を教えればいいんです。

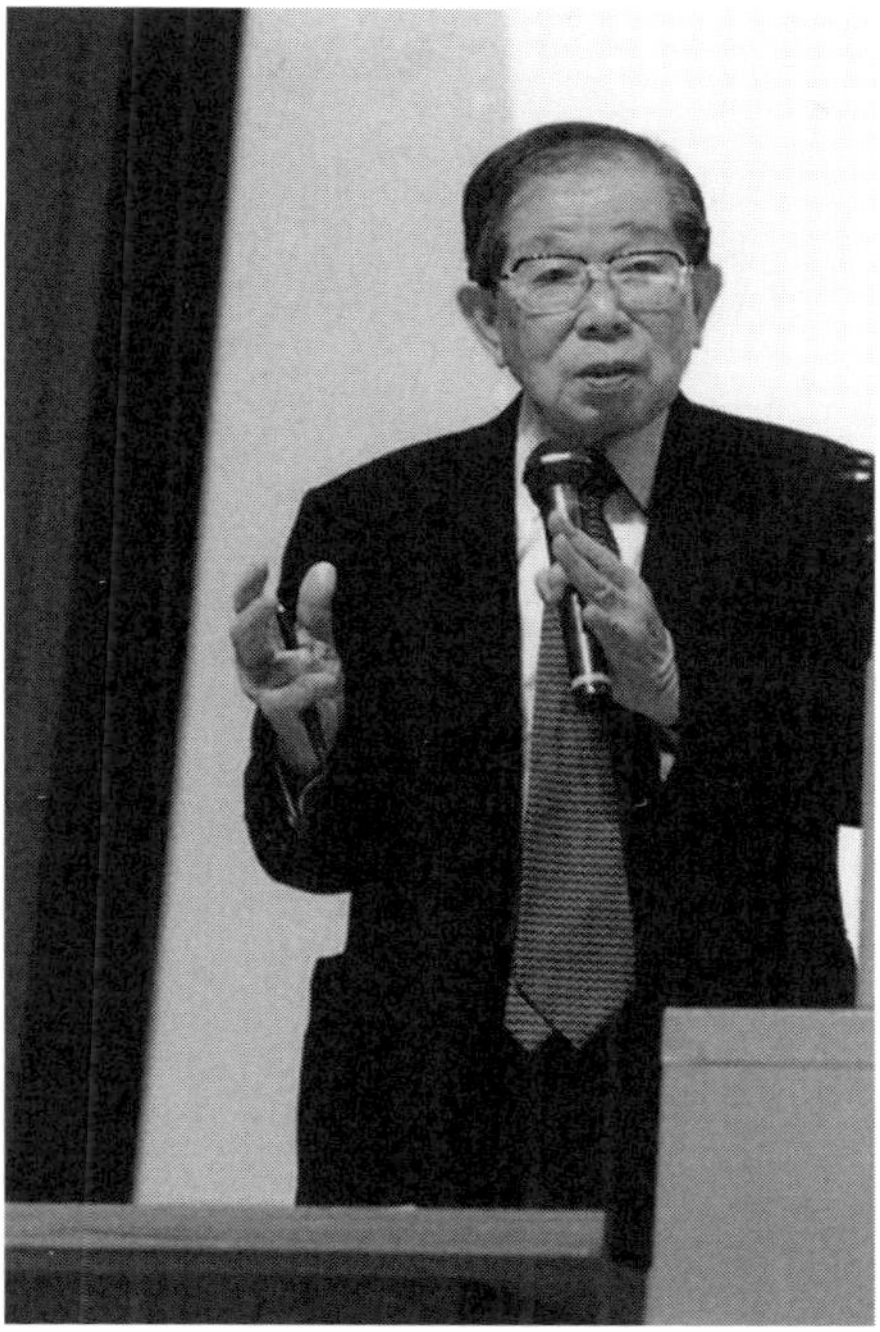

子どもに血圧を測らせると、とくに中学生などは大人よりもよっぽど音がよく聞こえますからきちんと測れます。血圧測定は音を聞いて、始めと終わりをはっきり指摘するだけですから、医学なんて偉そうなもんじゃないんです。

それから血圧測定時に緊張してしまう人の場合は、測定数字に意味がなくなります。あるとき私が血圧を測ったら200もあった人がいました。
「あなた、緊張してるでしょ」
「いや、緊張していません。先生に優しくしてもらってますから」
と言うけれど、それでも家で測ると150。だから200だと判断して降圧剤を出すと、自宅では150の血圧が降圧剤の作用で100以下になって、脳の虚血を起こしてしまいます。
患者さんが
「私、緊張はしていません」
と言っても
「あなたのご家族に、誰か入学試験を控えている人はいませんか?」
と訊くと
「います、います。息子が国家試験に3回落ちて、今度4回目の発表が来週あります」
と言うから
「それじゃ、発表後2~3日してから、もう一度いらっしゃい」
と言うと、息子がまた落っこちて親ももうあきらめの心境だから、測ってみたら普通の血圧ですよ。

聖路加看護大学の入学試験のときに受験生の血圧を測ったら，$\frac{1}{3}$は高血圧でした。けれど入学してから測ってみると皆全然高くないんです。

税務署へ申告に行くときの血圧も高いんです。私は，税務署へ行く直前の人の血圧を測ったことがあるんです。２００はざらにあります。だから税務署に血圧計を置くと，みんな高血圧ですよ。申告漏れを指摘されて追徴課税が課せられた人は，帰りに測っても依然として高くて，何事もなく受理された人は，出口を通るときには下がっている。ほとんどが作られた高血圧なんですね。

だから血圧というのは，お医者さんが家で測って持ってきたものを読んで，高血圧かどうかの診断をするのがいいんです。家庭用の自動血圧計で構いません。今世界の自動血圧計の8割はメイド・イン・ジャパンですよ。オムロンとか，ここ京都の会社ですが，そういうところの血圧計が使われています。

余談ですが水銀血圧計は，ヨーロッパではもう使わないのが原則です。水銀血圧計が正確だという根拠は全くありませんし，壊れたら水銀は地球を汚染する公害ですから。ゴミとなっていつまでもそのまま残っているから時代遅れ。みんなアネロイドの血圧計を使っています。アメリカでも、ドクターが使っているのはアネロイドの普通の血圧計です。私は目盛りが大きくて、動きながらでも測れる血圧計を作りました。

血圧を測るのは医学だと思うのは間違いです。体温は患者さんが測っているじゃないですか。そしてお医者さんが患者さんに

「熱は何度ありました?」

と訊きますよね。体温は測ってなぜ血圧は測らないのでしょう? 誰でも測れることであって、そして自然な状態で測ったほうがいいんです。もし患者さんが自分で測った血圧を見てくれないお医者さんがいたら、そんなお医者さんにはもう二度とかからないほうがいいですね。そんな時代遅れではどうしようもない。今日これを聞いただけでも、皆さんは来てよかったと思いませんか?

重明、治るよ、治るよ

昔は体の不調には、熱があれば湿布して冷やすとか、お腹が痛ければ暖かいものを着て温

めて癒《いや》すというような、いわゆる「手当」をしたんです。お母さんが子どもの痛いところに「手当」をすると、なぜだか効果があるんです。私も子どものころ歯が痛くなって、ほっぺたがひどく腫れたことがありました。そのときに母が

「重明、治るよ、治るよ」

と言いながら頬をさすってくれたら、寝入ってしまう。それで痛みは感じなくなるんですね。

翌日は野球をしようなどと言って出て行くんですが、虫歯があっても野球をすると全然痛くない。野球をやっていると虫歯の痛みの神経はブロックされるんです。虫歯が治るわけじゃないけれど、頭の中で痛いことを知覚する最後のところがブロックされる。お母さんが頬に手を当てると、虫歯は治らないんだけれどもその苦しみは楽になる。

だから患者さんを楽にするために、注射をしたり、薬を投与する以外にケアが行われるのです。疾患と病人は違います。疾患はがんの病理組織を見ればわかります。あるいは何かの反応を見て分析すればいい。疾患は人に見せることができるんです。ところが病む人というのは、その苦しみを人に見せることができません。ただその人が表現するだけだから、その表現を聞くよりほかしようがない。疾患と病人の理解はこのように異なります。

サイエンティフィックな医学というのは疾患を指しており、病人ではありません。看護師

が病人のケアをすることは当然必要です。けれども、これからチームで医療をする必要に迫られてくるのだから、疾患を充分に理解することも大切になってきます。

私が皆さんに要求するのは、看護師としての臨床的な能力を持ってほしいということです。臨床能力というのは感性を持って患者さんの問題をいちはやく見抜く能力のことです。これには基盤として病気に対する知識がなければならないし、患者さんの部分だけを診るのではなく、全身を診るということが訓練されなければなりません。個別的に心臓を診るとか、足を診るとか、目を診るということ以外に、目を患っていても全身的にその患者を同時に診なければならない。そして重要な問題を列挙して、どのようにして解決していくかということを考えなければなりません。

ヘルニアで入院1週間？　とんでもないよ。外来でやりたまえ――

医療はどんどん変わりまして、今まで日本の病院で入院期間というのは8週間が多かったのが、このごろは4週間くらいに短縮されてきました。聖路加国際病院は12日で短いほうですが、アメリカは5日か6日で、聖路加の半分です。冠動脈バイパス手術の場合、術後3日でリハビリを開始します。1週間で退院して10日で仕事に戻る。10日間で勤務を再開できるんですから、東京のアメリカ大使館職員が冠動脈バイパス手術を受ける場合、アメリカに帰国して10日後に日本へ戻ってすぐ仕事に復帰します。そのほうが費用も安い。

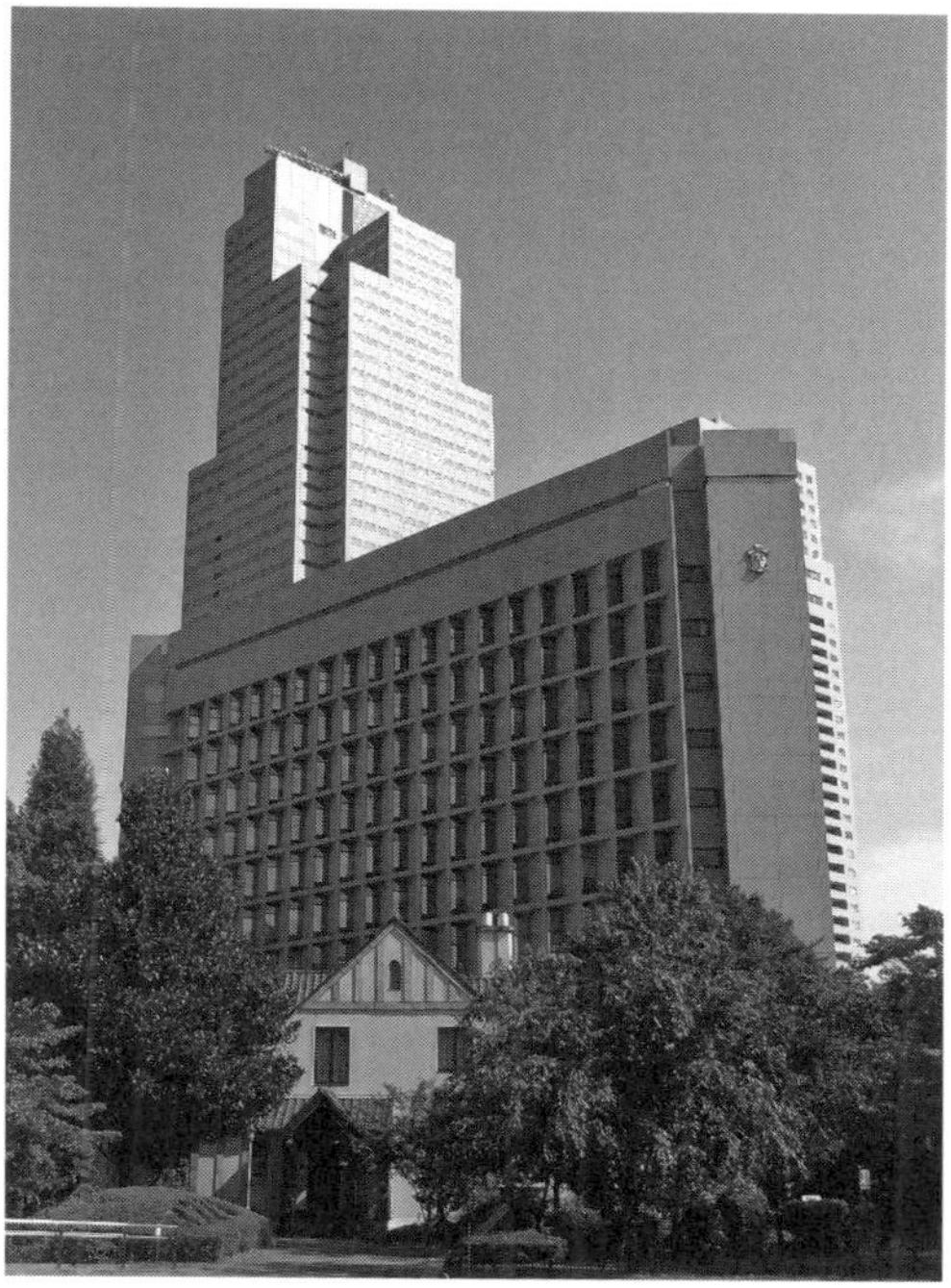

聖路加国際病院遠景
手前下にある三角屋根の建物は創設者R.B.トイスラー医師の記念館「トイスラーハウス」。奥にそびえ立つのは聖路加タワー。

アメリカは医療費が高いので、冠動脈バイパス手術で10日間も入院したら患者さんの負担が増えてしまうため、早く退院せざるを得ないという事情もあります。日本には健康保険がありますから、

だらだら入院して
「4月になったら転勤で引っ越さなければならないんですけれど、次の家がまだ見つからないから、退院はもう1週間延ばしてくれませんか？」

という患者さんのお願いがあって、それに応える病院という構図が今でもあります。日本では医療費が不経済にされています。

　アメリカでは虫垂炎とか胆石、ヘルニアの手術は、患者さんが朝病院に来て夕方帰ります。入院しないで帰宅して、あとは自宅で訪問看護師が指導するようになっています。

　こないだ聖路加国際病院で、若い医師に「手術でどれくらいの期間入院させるか」を訊いたところ
「ヘルニアだったら1週間です」

との答えが返ってきました。

「ヘルニアで入院1週間？　とんでもないよ。外来でやりたまえ」

と言ったんですけれど、確かに普通は1週間ですね。ヘルニアだったら2日後に帰宅しようと思えばできないことはないんだけれど、みんな入院をさせている。長く入院させると看護師さんも楽だし、お医者さんも楽だから。日本の看護師の数は、アメリカの$\frac{1}{4}$しかいませ

んから、アメリカのようにはできないという事情もあります。

このごろアメリカは看護師不足になりまして、それでも日本はアメリカの$\frac{1}{3}$くらいです。聖路加は、入院患者一人に看護師一人の割合で、520床で600人の看護師さんがいて、もちろん日本の平均より多いんですが、アメリカはその2倍の1200人。だからアメリカのプライマリ・ケアはナースが主導しやすいんです。

日本はアメリカに比べると看護師さんの数が少ないから、アメリカでやっていることを実践しようと思ってもそれはなかなか大変です。今、お医者さんは24万～25万人いるのに対し、看護師さんはたったの100万人前後しかいません。たったの100万人です。私はこれからもっともっと看護師さんを養成したいと思っています。今の2倍の人数に持っていくのが当たり前だと思っています。これから何年掛かるかわからないけれども、良い看護を提供するために私はどうしても実現させたいんです。日本の政府に言っても駄目だから有識者に言わなければなりません。政府は大臣になりたい人だけがやっているんだから、何を言っても駄目。

看護師を増やす代わりに、必要でない検査や薬はやめてくださいと言っています。高血圧の薬の$\frac{1}{3}$は要りません。しかも1回飲み始めた降圧剤は一生飲めなんて、間違っているんです。普通血圧はだんだん高くなって、下がるものじゃありません。だから薬で血圧を下げようなんて初めから間違っています。もしその患者さんの血圧が本当に下がったとしたら、私だったら肝硬変がないかどうかを疑います。肝硬変のとき血圧は下がるんです。むやみに降圧剤を使わないようにすれば、医療費を下げることができます。

それから潜血反応陽性というのは、痔を診れば痔からの出血だとわかるから、わざわざ内視鏡検査をしなくてもいいんです。患者さんが痔ということを言っても大腸内視鏡検査をやるケースが多いみたいですね。無駄な検査です。

ほかにも甲状腺機能異常と思ったら、日本ではＴＳＨという下垂体の甲状腺刺激ホルモンと、ＦＴ３とＦＴ４という甲状腺ホルモンの量を簡単に測りますが、アメリカは一つしかできません。測るのはＴＳＨだけです。ＴＳＨが「高い」か「低い」かで今度は専門医に行くようになっているから、専門医がＦＴ３とかＦＴ４のどちらかを選ぶ。それで済むんです。日本は三つのホルモンを検査してから、行った専門医のところで同じことをやりますね。非常に無駄です。

皆さんがこのような知識を持っていれば、レジデントに

「先生、なぜこれとこれをやるんですか？　一つをやることは意味がないんじゃないです

か？」

と、それくらいの質問ができるんです。皆さんが医学の知識を持つことが、医療費の無駄遣いを抑えることにもつながります。

先生はお忙しいから問題の1、2だけに答えてくだされば結構です

今から25年前、アメリカにいた私の友人から聞いた話です。もともと心臓の悪かったあるご婦人が、急に胸が苦しくなってお医者さんに電話を掛けたら
「それじゃ、あなたの胸に受話器を置いてください」
とその医師は言った。言われるとおりに胸に受話器を置いたところ、医師は
「心室中隔が破れたからすぐ救急にいらっしゃい」
と言ったんです。その医師は電話で音を聴いただけで、心室中隔が破れた音だということがわかった。できる医師にはわかるんです。それですぐ手術をして患者さんは助かりました。25年前でもそういうことができるんだから、今はもっと遠隔診断ができるはずです。

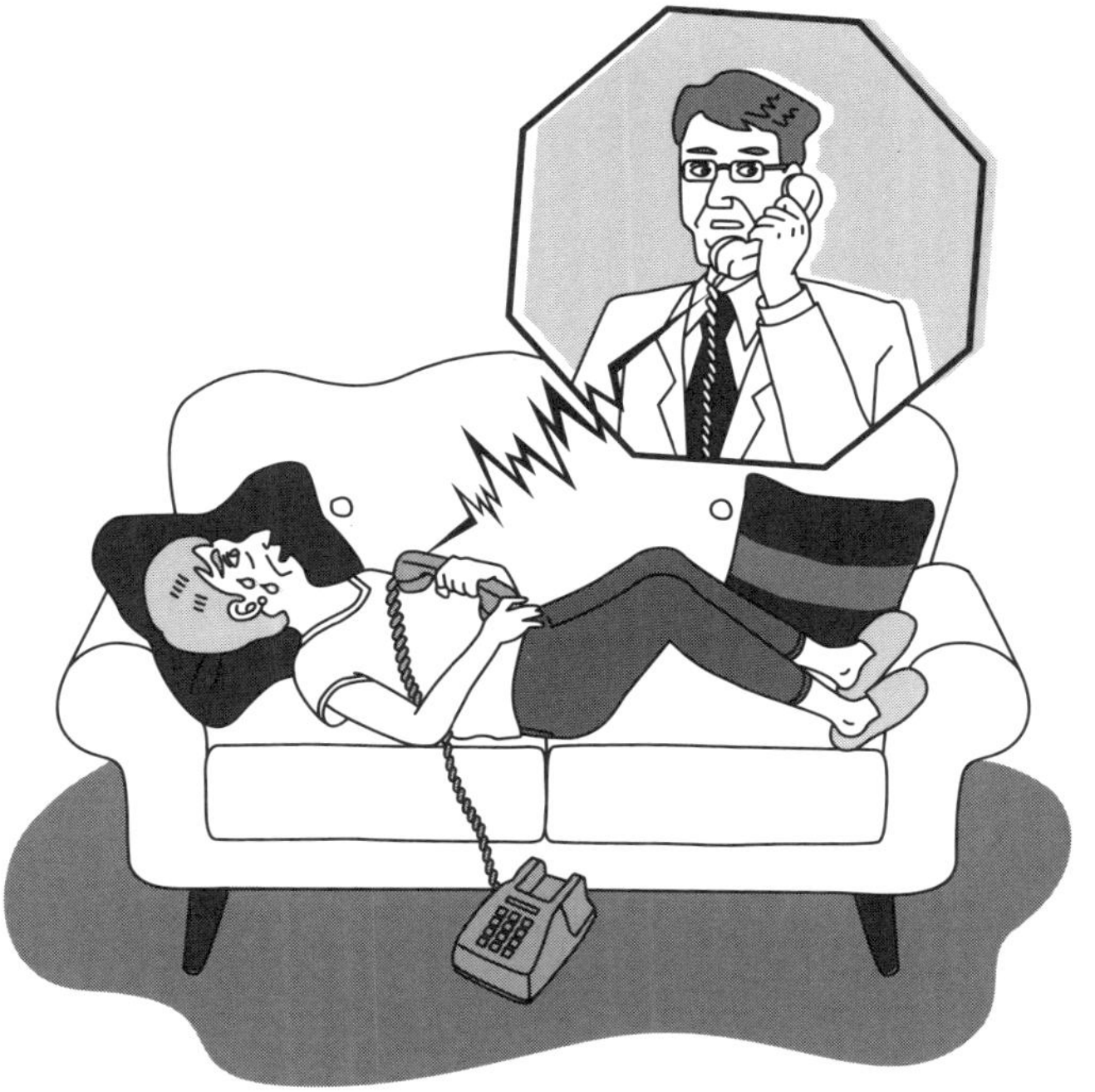

受話器越しに心拍音を聴いただけで、できる医師は「心室中隔が破れた」とわかる

私は今、24時間電話サービスを東京でやっています。昼間は、40人くらいの看護師さんがずっとオペレーターとして応対しています。夜間は15人くらいですが、その中には当直のお医者さんもいて、医師でないと答えにくいことのみ応対しています。電話が掛かってきたらその人の病歴などのデータをモニター画面に出して、オペレーターは画面を見ながら質問に

応じるというような試みを、4年前に始めました。この電話応対システムの試験をするときに、私が患者さん役になって電話を掛けて
「今苦しいんですが、どうしたらいいですか」
などと電話口で言いました。どこがどう苦しいのかというのは曖昧に言って、患者さんになりきりました。

これからは電話だけでなくテレビも使って遠隔診断ができて、患者さんも試験紙を使って自分で尿の潜血反応が見られるから、高齢者は病院に来なくても診断ができるようになっていくでしょう。遠隔診断の時代になるということも踏まえて、皆さんはより広範囲な勉強をしなければなりません。

私の診ている患者さんには、すでに病歴をコンピュータに入れて打ち出してくる方がいらっしゃいます。さらにプロブレムリストを作ってくる方もいらっしゃいます。
「私の今日の問題はこれです。でも先生はお忙しいから問題の1、2だけに答えてくだされば結構です」
と要領よくやっているんです。胸が苦しければ自分で心電図をとって、それをファクスや電子メールで送ってくれれば、たとえ私が外国にいてもちゃんと判断ができます。これからの

医療に適応するためには、やり方を変えなければなりません。

医療に患者が参与する時代

医療システムは変遷しています。看護師さんがお医者さんの診療介助をやっていた時代、検査はお医者さんがしていました。けれどその後、徐々に専門の技師が検査を行うようになり、近年は技師が医学に濃密に入ってきています。がんの診断の半分は、技師がつけてくれていると言ってもいいかもしれません。結核菌が出たというのは、技師が患者さんに伝えています。技師が間違ったらわれわれも間違ってしまいます。だからもう「診断はお医者さんがする」というのは間違いです。看護師さんも医学にずいぶん接近してきていますから、これからは看護師、技師、医師の3職種がからみ合って、対等に診療をやらなくてはならなくなるでしょう。

さらにこれからの医療には患者さんが参与するでしょう。アメリカでは、昔はナースが喉を見て赤いとかなんとか言いましたけれども、現在は患者さん自身が鏡を見て、あるいは家

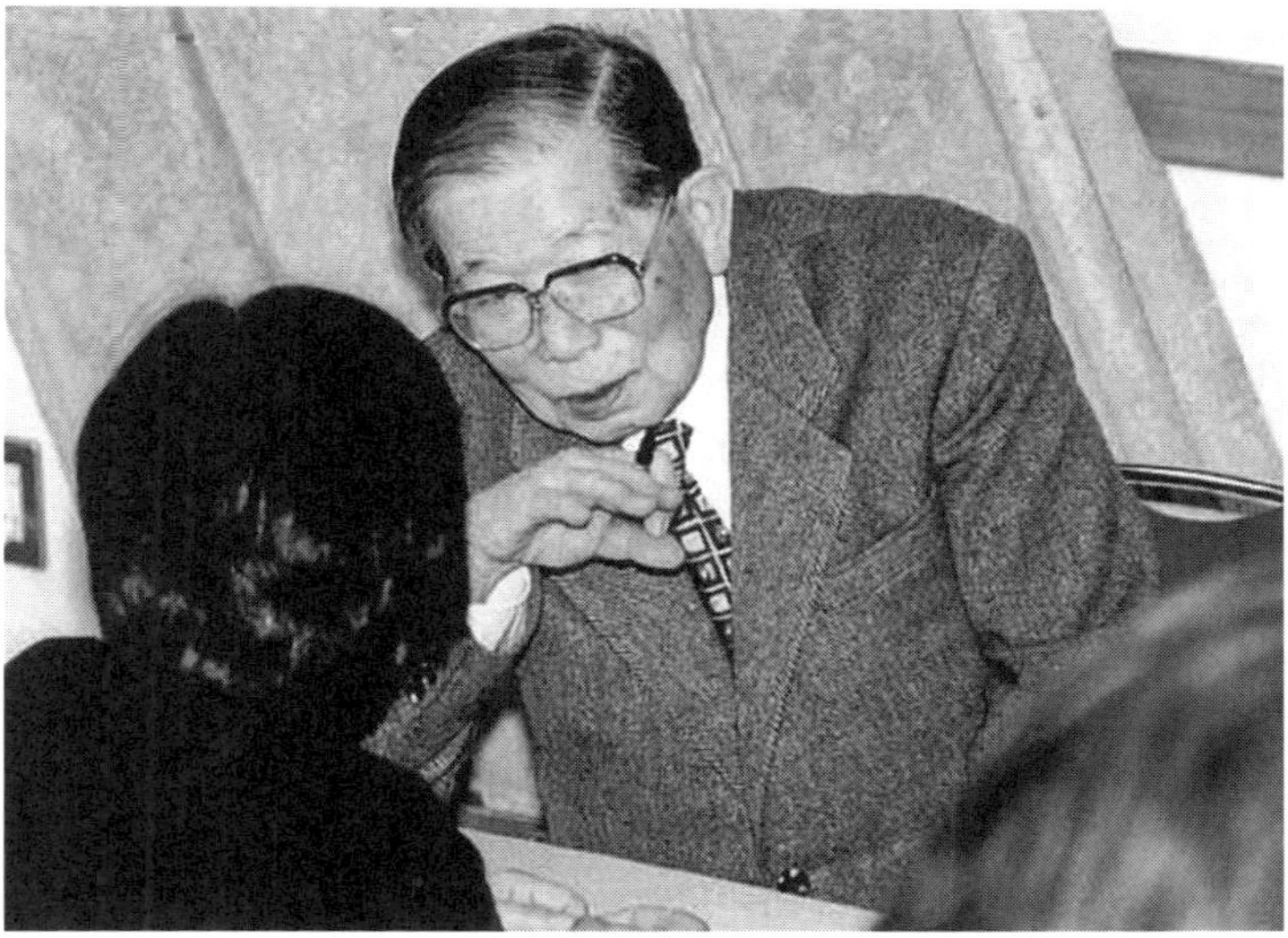

族の人が喉を見て「喉が赤いんです」とドクターに告げる時代にまで進んでいます。日本でも今後患者さんにデータを取ってもらって、それを持ってきてもらう時代になっています。

私は21世紀の医療というのは、分子生物学による変貌する臨床と看護の統合だと思っています。お医者さんだけでなくナースがプライマリ・ケアをやる時代です。そのためには看護師さんには医学的な知識がなくてはなりません。またクオリティ・オブ・ライフ（QOL）ということで、倫理の問題や延命の問題、移植の問題が厳しく問われるようになるでしょう。健康のための外的な環境としての地球の汚染のことや、内的な心の環境というものも、看護師さんは知っておかなければならないでしょう。そして在宅医療の需要が伸びるために、皆さんの看護というものが今までの看護とは確実に変わっていきます。

21世紀の看護というのは、今までどおり感性を持って患者さんの側に立ったケアは絶対に必要だけれども、しかし皆さんが近代的なサイエンスを習得しなければ充分な看護はできなくなるということを申し上げて、私の講演を終わりたいと思います。

2章

ナースに大切なのは明るさ、そして機転

36度5分ですから熱なんかありませんよ

今日は、ホームグラウンドに帰ったような気持ちでおります。私は3歳のときに大分から神戸に引っ越してまいりました。大正13年に神戸市立諏訪山小学校を卒業し、中学は神戸の上筒井にあったときの関西学院中学部に通っていました。緑豊かな「原田の森」があったところです。当時は山本通4丁目に住んでいました。諏訪山のすぐ下です。高校は京都の旧制三高に行きましたけれど、時々家に帰っていたので、神戸には若い時代の思い出がたくさんあります。そういう思い出いっぱいのところに来て、皆さんにメッセージを伝えられるということを非常にうれしく思います。

私はこの後、神戸で「新老人の会」の集まりに出席します。75歳以上の方が健やかに生きるにはどうしたらいいかという運動です。65歳からが老人の時代というのは20世紀までで、21世紀は75歳からだと私は思っています。だからこの会は75歳からをシニア会員とし、それより若い人はそれぞれジュニア会員（60～74歳）、サポート会員（20～59歳）と呼んでいます。人間の遺伝子の中には、良い遺伝子も悪い遺伝子もあるんですが、良い遺伝子でも75歳にな

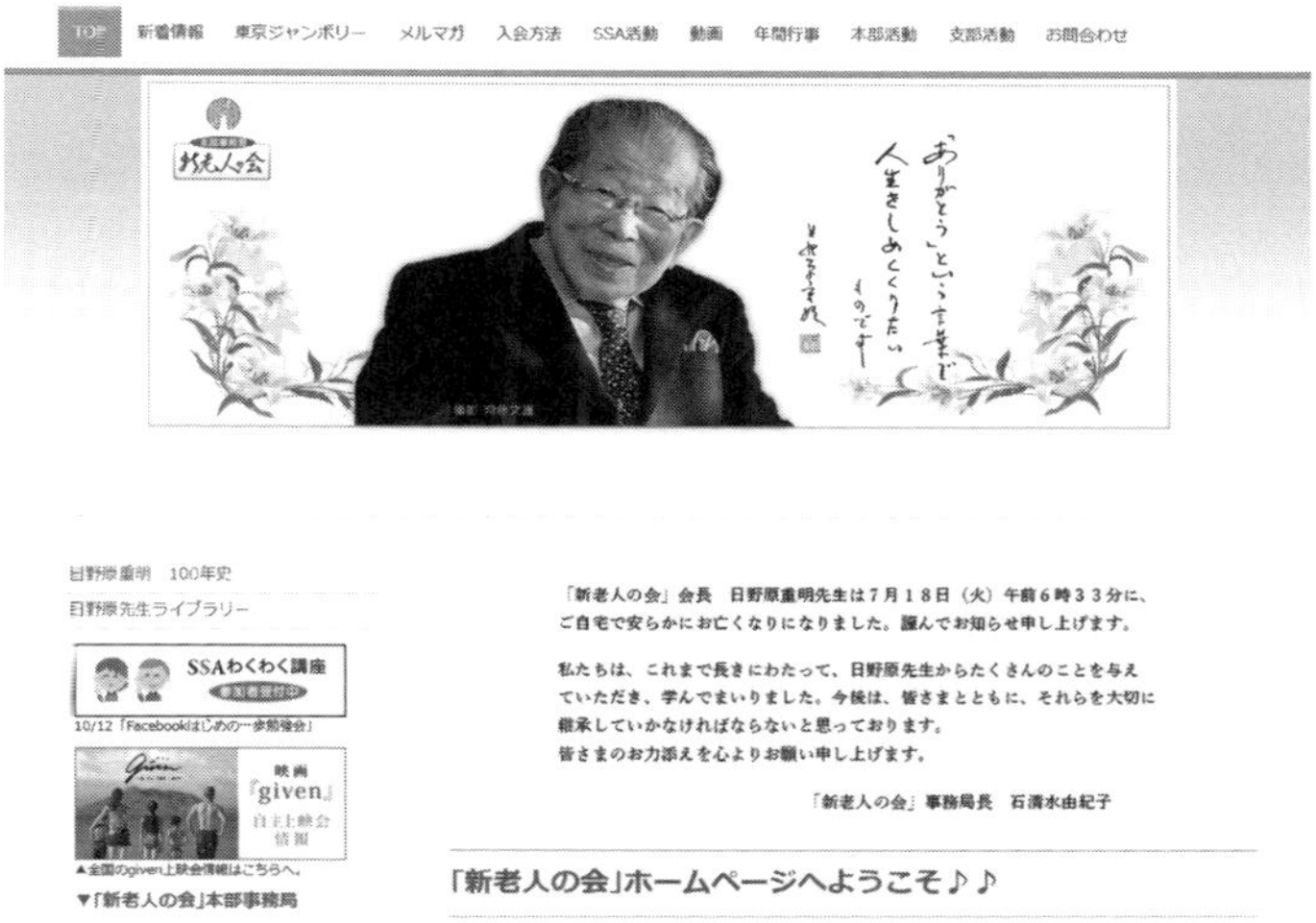
TOP
新着情報
東京ジャンボリー
メルマガ
入会方法
SSA活動
動画
年間行事
本部活動
支部活動
お問合わせ
新老人の会
「ありがとう」という言葉で
人生をしめくくりたい
ものです
日野原重明 100年史
日野原先生ライブラリー
SSAわくわく講座
10/12「Facebookはじめの一歩勉強会」
映画
『given』
自主上映会
情報
▲全国のgiven上映会情報はこちらへ。
▼「新老人の会」本部事務局
「新老人の会」会長　日野原重明先生は7月18日（火）午前6時33分に、
ご自宅で安らかにお亡くなりになりました。謹んでお知らせ申し上げます。
私たちは、これまで長きにわたって、日野原先生からたくさんのことを与えていただき、学んでまいりました。今後は、皆さまとともに、それらを大切に継承していかなければならないと思っております。
皆さまのお力添えを心よりお願い申し上げます。
「新老人の会」事務局長　石清水由紀子
「新老人の会」ホームページへようこそ♪♪

「新老人の会」ホームページ
https://www.shinrojin.com/

るまでに充分には使っていないんです。だから75歳になってからでも何か新しいことを始めて、それまで使ってなかった遺伝子を利用して、第3の人生を思い切り前向きに生きなさいという運動です。

私はあと7カ月で90歳ですが、75歳は私より15歳も若いんです。長寿の遺伝子を持っている人でも習慣が悪いと長生きできないし、長寿の遺伝子がなくても習慣が良ければ長生きをします。今まで日本では習慣についての研究がありませんでした。私がWHOの研究費をもらって20年前に「健康生活習慣の研究」をしたときには、日本の団体はどこも相手にしてくれませんでした。これは学問じゃないと言うんです。今は、健康のためには習慣が一番大切なことだという認識が広まっています。生活習慣ともう一つ大切なのは食事。この二つで人間のいろんなことが変わります。

さて今日は、ナースが今までのような医師に従属した状態じゃ駄目だ、もっと実力を持っていかなければならないというお話をします。

まずは私の研究成果の発表からいたします。

私は、自分で体温をチェックして、体温についての考え方が間違っていることを発見しました。体温計の37度に赤線があるのは明治時代からのことで、これは明らかに時代遅れです。

私の平熱は35度5分です。夕べ遅くまでいろいろ原稿を書いていましたところ、夜中に患者さんがイリウスを起こしたというので、私も病院に駆けつけて診察したため、私が寝たのは朝6時です。そして7時に起きて新幹線で神戸まで来たので、ろくに寝ていません。こういうときの私の体温は、やっと35度です。

朝起きたときに熱っぽくて、どうも少し変だ、肺炎じゃないかと思って体温を測ったら、36度5分だったことがあります。35度から1度半高いことになります。平熱が36度5分とす

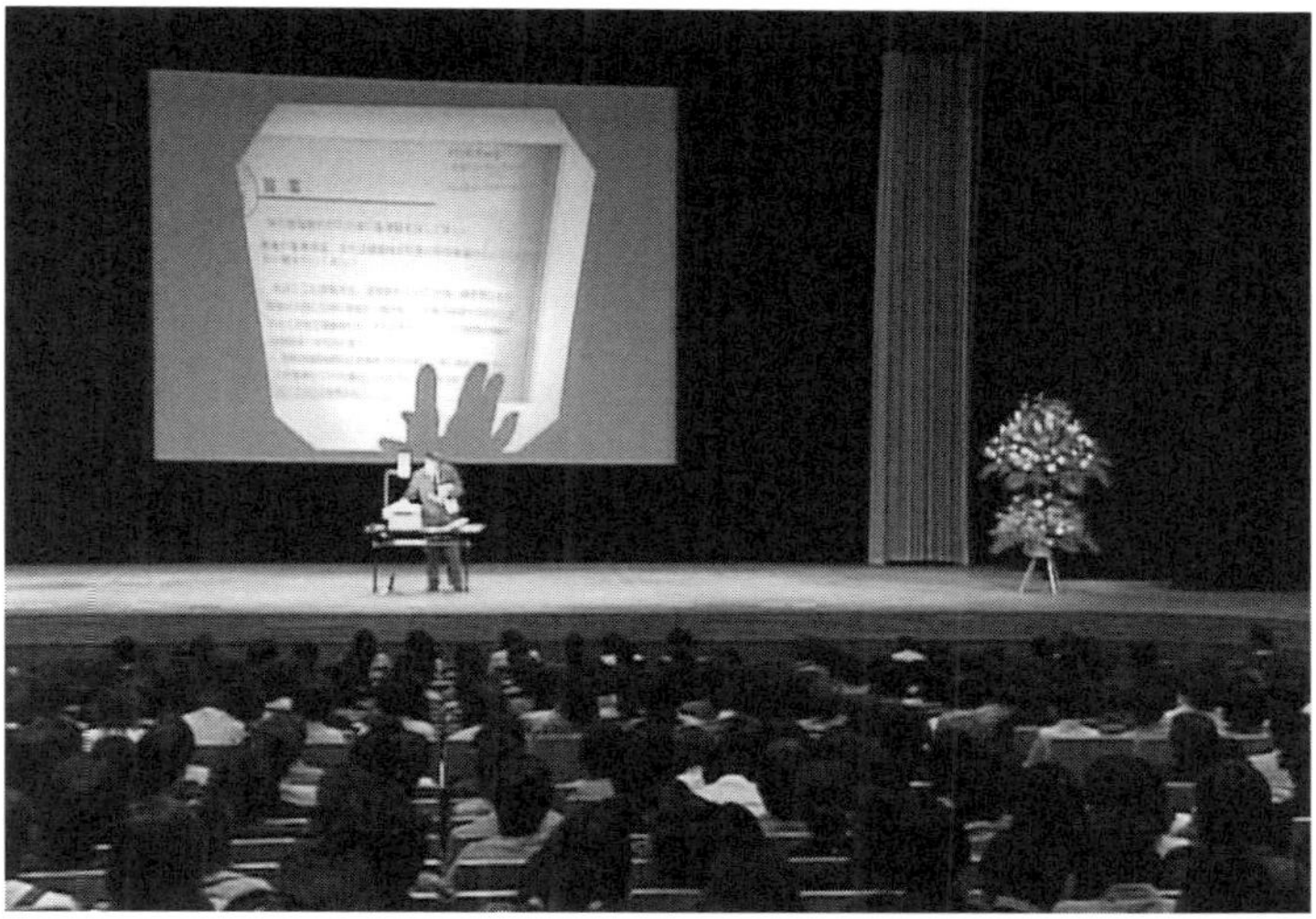

ると38度の発熱と同じことだから、私は「熱っぽい」と訴えました。けれど看護師さんは
「先生、36度5分ですから、熱なんかありませんよ」

と言ってきます。

看護師さんは
「体温計は確かですから、熱はありません」

と言うんです。そもそも熱がある患者というのは、熱を大切にしてほしいんです。「熱なんかありません」と言ったら捨てるような言い方でしょう。せめて「熱はありませんよ」

とやさしく言ってほしいですね。

そのとき私は手が熱かったんです。腋で測ったときは36度5分くらいでしたが、手のひらで体温計をにぎると37度2分に上がりました。手には熱がある。だから体温というのは、体のどこでも一定というのは間違いです。

皆さん、舌と腋との体温の違いはどう考えてますか？　教科書には舌下が体内温度に近くて、腋下は低いと書かれていますね。本当でしょうか？　聖路加看護大学の学生がスキーに行ったときに実験をしてもらいました。近頃は耳で簡単に測れる体温計があって1秒くらいで出ます。あれは耳の中から出ている赤外線を感知して温度を測っているんですね。小児科でも使っています。この耳式体温計を使って、外気温3度のスキー場で体温を測定してもらいました。

その結果、右の耳で測ると33度、左耳は34度でした。電子体温計で測定すると舌下は35度、腋は一番高くて36度でした。スキー場で冷たい空気を吸っているから、舌下より腋のほうが高いんです。外気温8度のときは、右耳は35度、舌下が35度、腋は36度でした。このように環境によって体温は一様ではないということを皆さんが理解しないと、ただ口のほうが高いというのは間違った認識です。耳の場合、冷たい空気が鼓膜に達しているから冷えている。ちょうど鼻の先が冷たいのと同じです。

今までは柳の下で二匹目のドジョウを狙って満足していた――

戦争中、物はありませんでした。塩ですらなかった。ですから私は、京都帝国大学を卒業してからの4年間、京都では心筋梗塞を一例も診たことがありませんでした。その後東京に行ったら大企業の専務さんが心筋梗塞になって、心電図にきれいな形で出たときにはうれしくなりました。膵臓がんの研究をしている人が、膵臓がん患者が来ると張り切るのと同じ心境ですね。京都では心筋梗塞はなかったし、痛風もまるでありませんでした。同じ頃、仙台では胆石が多くて、東京ではコレステロールの石でした。

だから学会で意見が合わないんです。

「日野原先生の発表はおかしい。そんなはずはない」

と言う。仙台と東京とでは食事や習慣が違うのに、そういう条件を無視していたから「そんなはずはない」という発言が飛び出すんです。そして結局は

「どこそこの地方はこういう病気が多い」

と示すだけで終わってしまう。そこにははっきりした根拠があるんです。根拠をはっきり示

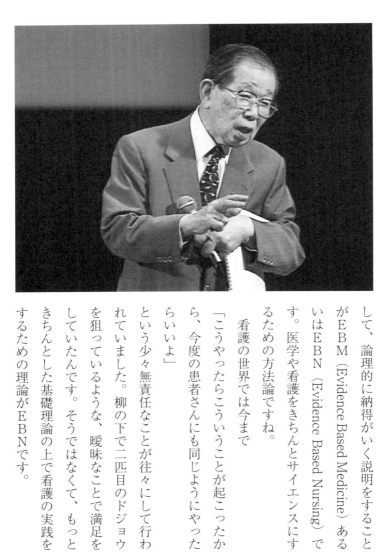

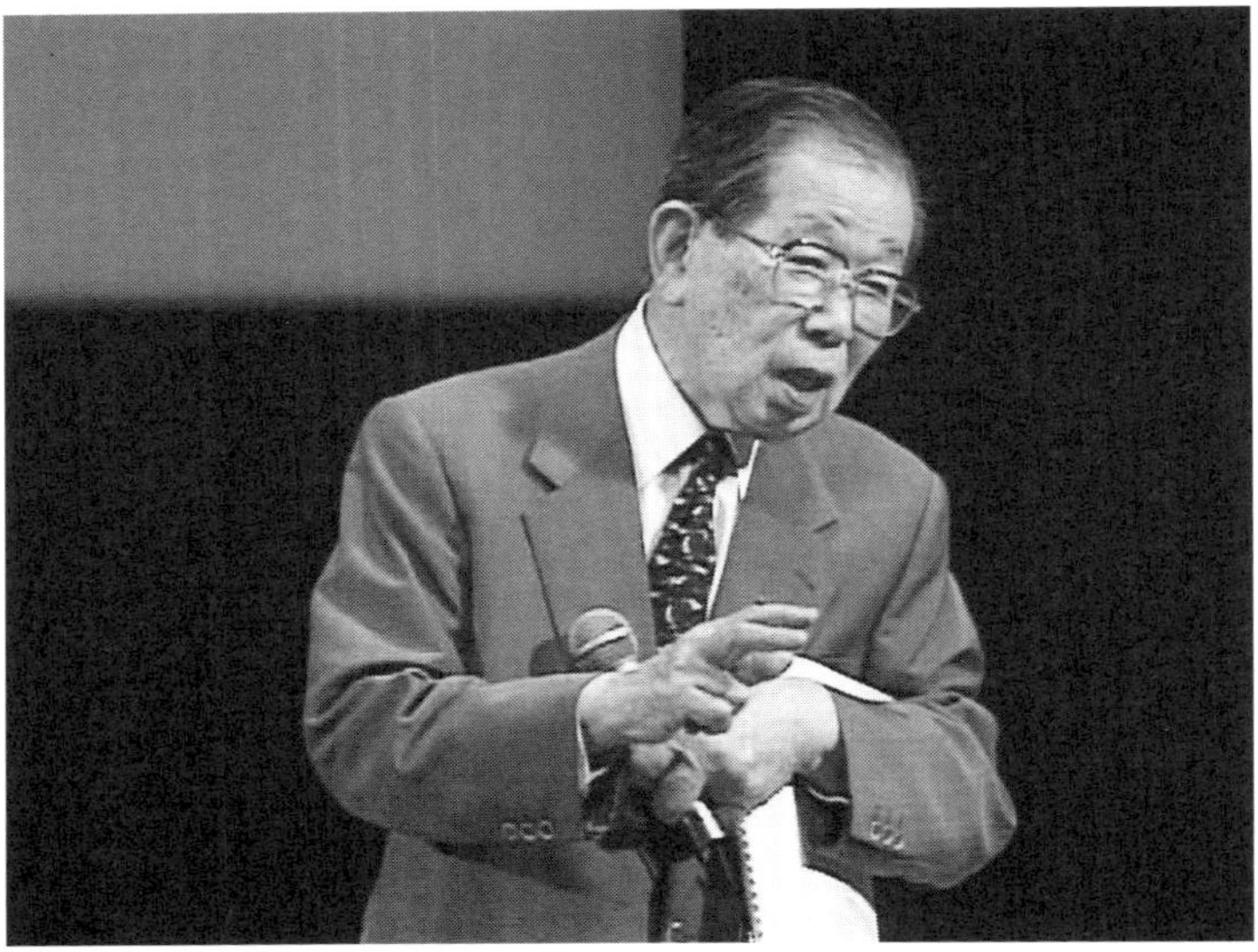

して、論理的に納得がいく説明をすることがＥＢＭ（Evidence Based Medicine）あるいはＥＢＮ（Evidence Based Nursing）です。医学や看護をきちんとサイエンスにするための方法論ですね。
看護の世界では今まで
「こうやったらこういうことが起こったから、今度の患者さんにも同じようにやったらいいよ」
という少々無責任なことが往々にして行われていました。柳の下で二匹目のドジョウを狙っているような、曖昧なことで満足をしていたんです。そうではなくて、もっときちんとした基礎理論の上で看護の実践をするための理論がＥＢＮです。

研究においても
「これとこれとを化合したらこうなる」
と言ってはいるけれど、ＥＢＮから見ると例えば
「室温○度で実験を行った」
という実験条件は書いていませんでした。温度ですっかり変わるんです。ある人はこうなった、ある人はそうはならなかった。それは条件が違うからです。きちんと厳密なデータを取った研究ではなかったから、日本の研究は根こそぎやり直さなければならなくなりました。

ヘビースモーカーは平生から白血球が多め

ドクターのほうに先にＥＢＭというのが現れて、その後ナースにＥＢＮができたのですが、欧米では日本よりも4〜5年早くＥＢＮというのが問題になっていました。総じて日本の看護は欧米に10〜15年遅れているのですが、ＥＢＮに関して日本は比較的追いつくのが早めでした。

ＥＢＭ、ＥＢＮの基本はデータベースです。データベースということを非常に重んじる。検証できる、バイアスが掛かっていないデータ、信頼のおけるデータでないと本当のデータとは言えません。データが取り出された条件や精密度が重要です。

エビデンスに基づくと、例えばこういうことが言えます。

人間ドックで白血球数が多い人は1万とかの値になります。そういう人に

「白血球が多いですね。どこかに炎症があるのかも知れません。風邪を引いていませんか？」

と訊くと

「風邪は引いていません」

と言う。確かに見た目も元気そうです。

「でもちょっと喉が赤いから風邪かも知れないので、また1週間したら白血球を調べにきてください」

ドックでは、こういうやりとりがよくあるんです。それで私は、白血球の多い人と、たばこを吸っている人との関連性をドックで調べました。年齢別に1万人くらいの白血球を見たところ、ヘビースモーカーはしばしば平生から白血球が多めであるということがわかりまし

た。こういうことは1対1ではわかりません。それ以来私は、ヘビースモーカーで白血球の値が高い人には
「あなたはヘビースモーカーだから白血球が多い。いつか病気で入院して
『お腹が痛い』

と言ったら、

『白血球数が多いから虫垂炎です』

と間違った診断をされる可能性があるから、

『私のもともとの白血球数はこれくらいです』

と、お医者さんに情報を伝えないといけませんよ」

と言うようにしています。

アメリカのナースはドクターを教えるほど専門性が高い――

近年、ナースとドクターの立場を突き合わせて一つに結合しなくちゃならないことが増え

てきました。今までは、ナースはナースの立場でやってきたんですが、もうこれからはドクターもナースも混じり合って、とくにプライマリ・ケアはナースが主としてやったほうがいいことが多いように思います。これはアメリカとイギリスで実証済みで、とくにアメリカでは30年前からナースが診断をはっきりさせて、治療もやり、モルヒネの処方をやって、死の判定までも行っています。こういう海外の30年前の動きがどうして日本に来ないのでしょうか。形式的なことや概念的なことは日本にも来るけれども、なかなか実践的なことが入って来ません。

しかし時代から遅れてはいますけれども、優しい気持ちを持つというナースの本質的な部分において、日本のナースはアメリカより高いレベルにあるように思います。これから皆さんが、お医者さんと対等に話し得ない知識の不足をしっかり身につければ、すべてにおいてアメリカのナースを超えることだって充分可能です。すると、プライマリ・ケアで今まで二人の医師がやっていたところを、一人の医師と一人のナースで効率良く仕切ることができるようになります。

アメリカでＣＣＵに行きますと、レジデントが交代で来て何カ月もいます。レジデントに除細動の仕方を教えるのはナースです。ナースがドクターに

「抗凝固剤はこう使わないと危険ですよ」

と教えるほどナースの専門性は高いレベルにあります。だから病院内のカンファレンスでも、ナースが勇気のある発言をするんです。アメリカはナースがいろんな身なりをしていますから、カンファレンスの発言を聞くとナースかドクターか全然わかりません。日本では、ナースのことを白衣の天使と言ったこともありますが、向こうの人はユニフォームというのは嫌いだからと、白いものを一切着ない病院もあるんです。誰が事務の人かわからないことも少なくありません。

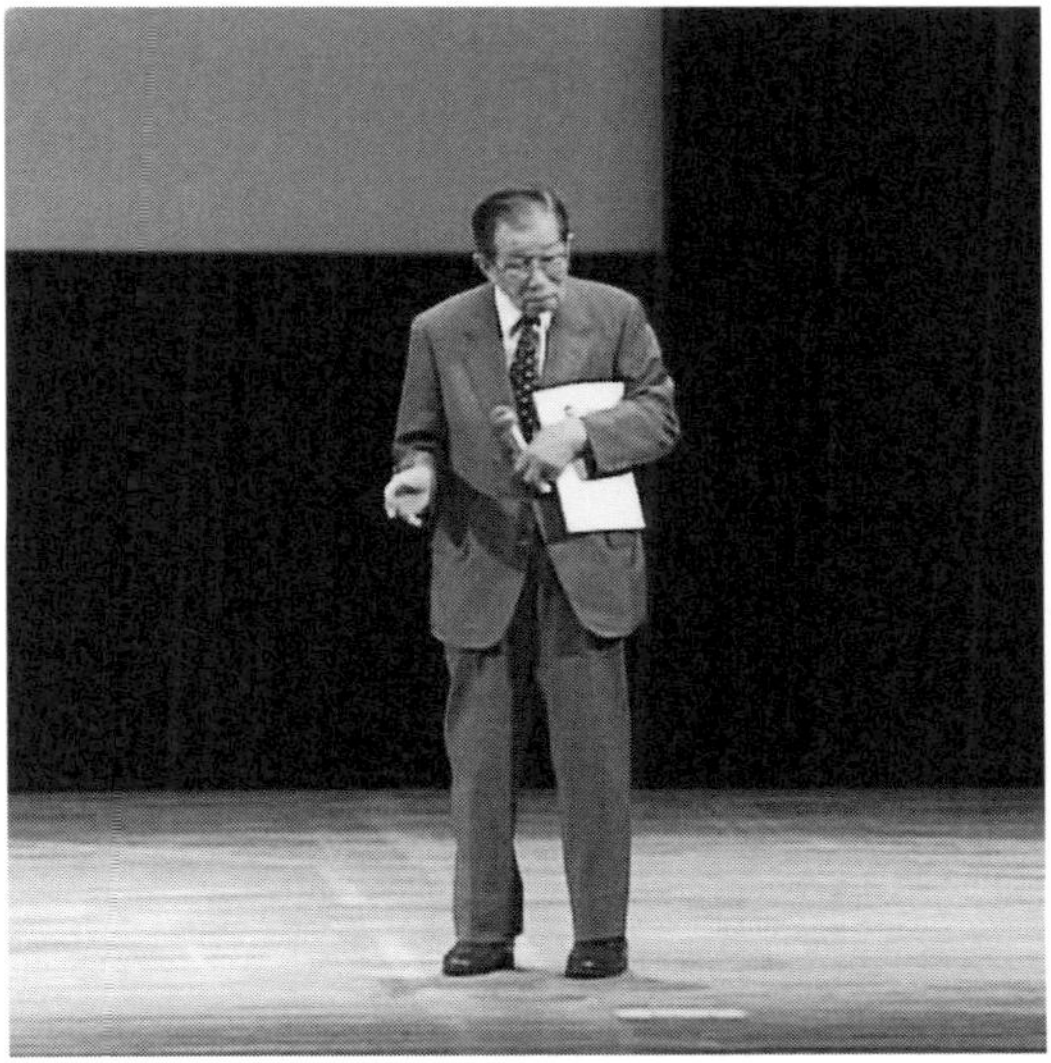

　一昨年スイスに行きましたら、訪問看護師は皆除細動器をリュックサックに入れて患者さんのお宅へうかがっていました。スイスのナースは心電図もエコーも診ます。眼底を見て「眼底出血です」ということも言えるんです。

皆さんにもぜひそうなっていただきたい。やればできるんです。瞳孔を診ることも練習をすればできるんです。

プロブレム・ソルビングが熟達への近道

アメリカのお医者さんは医学生時代に実習するので、外科でも小児科でも鼓膜を診ることができます。日本だけなんです、耳鼻科に行かないと鼓膜をお医者さんが診てくれないのは。だから日本から留学すると、みんな恥をかく。

私も以前眼底を診ることができませんでした。昭和26年にアメリカへ留学したときに

「日野原先生は高血圧が多い日本から来られたから、心臓のことはなんでもやってらっしゃいますよね。今日の回診はぜひ先生がやってわれわれに教えてください」

と言って検眼鏡を渡されたときは、本当にショックでした。

「日本では内科医は検眼鏡では診察しません」

と言うと

「どうしてですか？　眼底を覗いたら動脈硬化、出血が見えるじゃないですか」

と言われました。

そんなこともできずに、私はカーディオロジストと自認していたのですからショックでした。そこで私も覚悟を決めてやってみると、これが何も難しくはない。慣れさえすればいいんです。目は動くからそれに慣れればちゃんとできるんです。だからアメリカに留学中の1年間、毎晩眼底を診に病室へ行かせてもらいました。それで聖路加国際病院に帰ってからも、私は回診のときに眼底を診るようにしています。そして眼科の先生に

「私はこう思うけれども、先生はどう思われますか？」

と意見を求めています。

この訊き方が大切です。皆さんも他のナースやドクターに質問するときには

「私はこういうふうに思うんですが、どうですか」

とまず自分の考えを述べてから訊くようにしてください。お習字でもまず手本を書いてもらいますが、ただ先生に書いてもらうだけでは、いくら繰り返しても上手くなりません。書いたものを先生に直してもらうと勉強になる。やったものを直してもらうことによって自分の癖がわかる。そういう勉強の仕方をプロブレム・ソルビングと言います。プロブレム・ソル

ビングが熟達への近道です。

訊いたけど答えなかったからわからない、じゃ駄目

おとといの夜、ホスピスのある患者さんを往診しました。40歳過ぎのきれいな奥さんで、夫婦仲はいいんだけれども、お姑さんにものすごくいじめられたために精神的に参ってしまい、仏教に入信したそうです。ぼろぼろになったお経本を常に携帯している人です。

入院時に記入していただくチャートを見たら、宗教の欄には「なし」と書いてありました――ホスピスでは、入るときに宗教のチェックをします。けれど、どんな宗教関係者が来てもいいんです。牧師さんも神父さんも呼んでいるし、僧侶の方に来ていただいてもいいんですが、僧侶の皆さんは遠慮してなかなか来られない。近くにお寺さんがあるんですが、でも遠慮しておられます。

その患者さんも、仏教の熱心な信者と書くと具合が悪いと思ったんでしょう。無宗教と書いたんです。初めて回診をしたとき、その人には心に強い芯をもっているような印象を受け

たので、少し話をしました。

「仏教か、キリスト教か、何か信仰はありますか?」

「仏教を信仰しています」

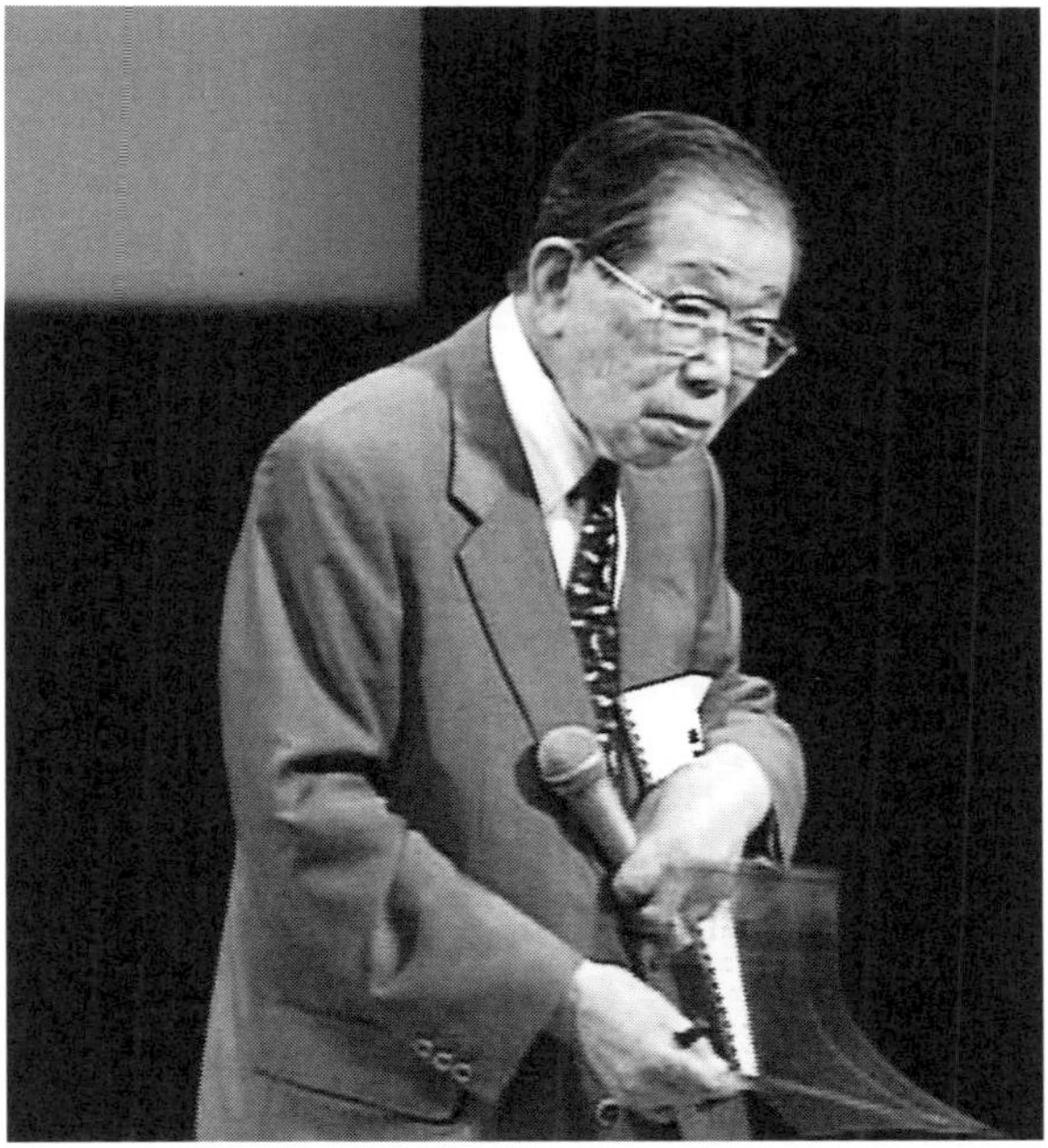

「小さいときからですか?」
「いいえ、姑にいじめられてどうしようもなくて、生活ができないときに助けを求めました。お陰様で心の癒しが得られました」
回診の20分くらいの間にコミュニケーションがとれたから、彼女はすらっと私に言ったんです。
ナースというのはコミュニケーションが良くなければなりません。「訊いたけど答えなかったからわからない」じゃ駄目なんです。その訊き方が充分でないと、患者さんの本当の答えが返って来ません。

体温計より確かなのは手のひらの感覚

聖路加に3カ月間入院していた心内膜炎の弁膜症患者さんがいました。ペニシリン療法でようやく熱が下がったから

「もうペニシリンの点滴はやめましょう。ご自宅に帰って養生してください」

と告げて、退院することになりました。ところがその後3日ほどして回診に行ったら、まだその患者さんが病室にいました。退院しなかったようです。看護師にどうしてかと尋ねたら

「ペニシリンをやめた日の夜、39度の発熱をしましたから、レジデントに指示を仰いですぐに点滴を再開しました」

と言うんです。レジデントは

「ペニシリンで熱が下がっていただけのようで、こんなに熱が出たということは、ちょっと退院は早すぎると思いました」

と言います。熱が出たから退院はやめにしたそうです。

そのとき私は看護師さんとレジデントに言ったんです。

「あなたたちは、患者さんの額を触って熱を感じましたか？」

「体温計だけを見ました」

「ナースが『発熱した』と言ってきたので、そのまま信じました」

二人とも自分では患者さんに触れていません。私はなんだかおかしいと思ったので、患者さんの額に触れてみたところ全然熱くない。目の前で体温計を使って検温してもらったら、35度くらいでした。

その患者さんは、自宅で養生するのを同居している子どもが歓迎しないだろうと考えて、退院するのがいやだったんですね。日本の多くの家はトイレとお風呂が一つしかないから、お年寄りがすぐに汚れたものをきれいにするということができません。失禁をしても、洗うのがいやだと言って着替えずに体温で乾かすから臭ってくる。その患者さんは失禁の臭いがあったため、家族に嫌がられているのではないかと思い込んでいました。だから熱が出たことにして、もっと入院していようと考えたんです。

しかしそういうことは額にちょっと手を当てれば、これは体温計を摩擦して熱があるように見せ掛けたんだなということがわかったはずです。体温計よりも手のひらの感覚のほうが確実であるということが、やっぱりわかっていない。手を当てていれば

「もう1回体温を測りましょうか」

とも言えたでしょう。そういう機転を利かせなければいけません。

イギリスの老人ホームに行きますと、お年寄りは入所すると体温を2~3日測って、その後はやめます。

「体温は見ないんですか?」

と訊くと

「体温は触ったらわかります」

と言うんですね。ですから皆さんも、体温計だけに頼らないで、ワンタッチで体温はどのくらいかというセンスを持たないといけません。昔は体温計が家庭に必ずしもなかったから、お母さんは自分の額と子どもの額とを合わせて、熱があったら小児科に連れて行ってました。

先日、聖路加国際病院の昭和16年の小児科看護記録が出てきました。それには「この子どもは強いられないで全部食べた」と書かれていました。「これを食べたらどこかに連れて

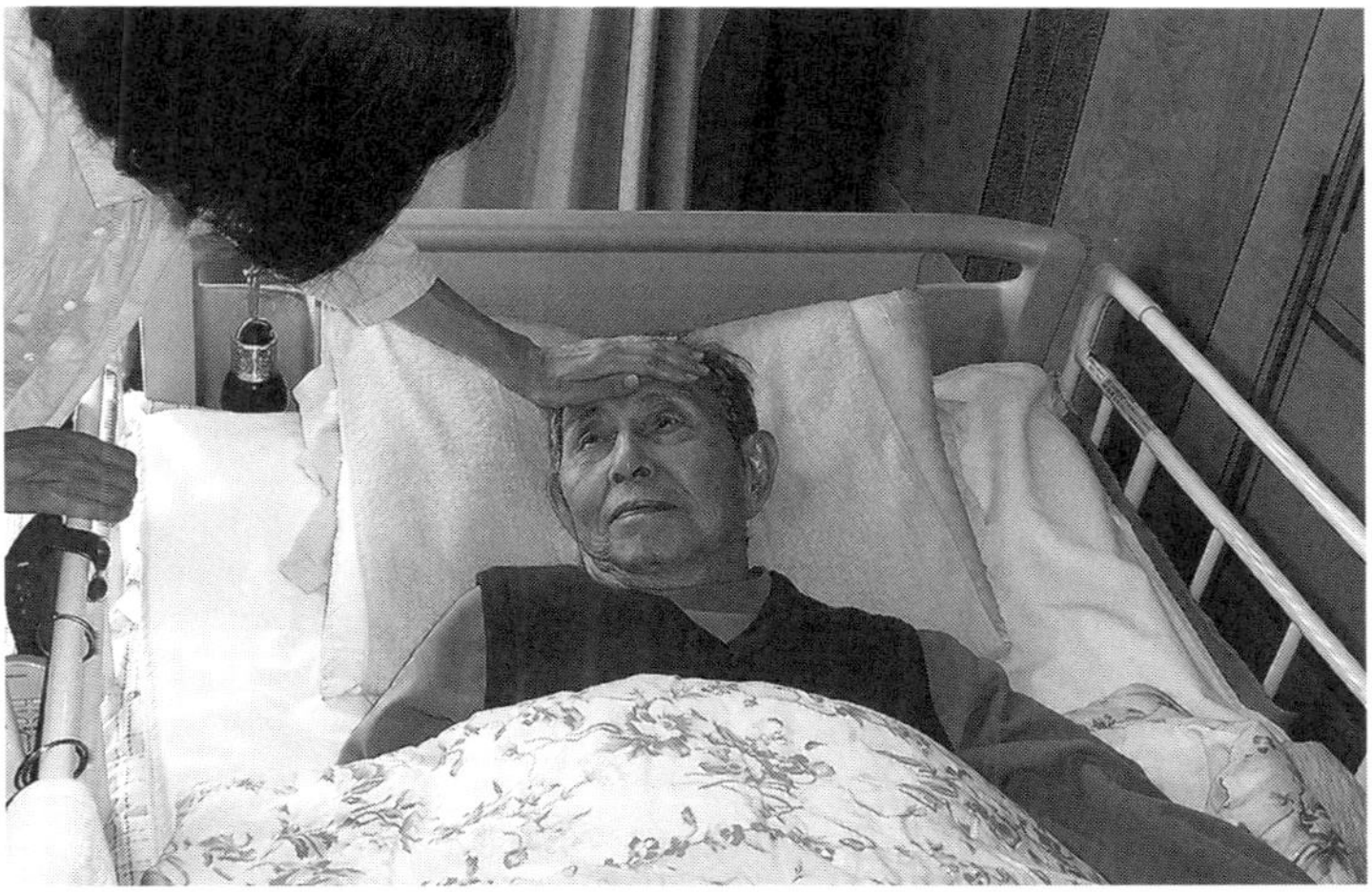

体温計より手のひらの感覚のほうが確実

行ってあげるから食べないと駄目だよ」と言うと、子どもはそういうところに連れて行ってもらいたいから食べますよ。後で吐いてしまうかも知れないけど食べます。そんなことは言われないで食べたのと、強いられて食べたのでは意味が全く異なります。食べたときの条件を戦前のナースが記録していたのを見て、ぼくは聖路加の看護は良かったなと思うんです。ただお皿が空になったから全部食べたというんだったら、ナースでなくても誰でもできることです。当人の意志なのか強制なのか。条件をはっきりさせるのがサイエンスです。

食事を残しがちな入院患者さんが、あるとき残さず全部食べました。「全食」と報告しますよね。ところが患者さんが残しても、奥さんか誰かが食べてしまって、見掛け上は患者さんが全部食べたようになることもあります。だから、最後のお皿だけ見て「全食」と書くのは間違いです。

ＱＯＬという視点はナースがドクターより先を走っている

心房細動があって心臓弁膜症がある患者さんがいました。ジギタリスを服用して心拍が多くならないようにしています。平生は1日の摂取食塩を8グラムに制限して、利尿剤としてラシックス®を飲んで、体重を62キロから58キロまで落としています。その患者さんが「中学校の同窓会に出たいのだけれど、やっぱり駄目でしょうか?」と訊いてきました。同窓会はお寿司屋さんで開催されるそうです。

お寿司は塩がいっぱい入っています。寿司飯《すしめし》にびっくりするくらいの塩を入れて炊くんです。皆さん、料理でご主人から信用を得たいと思ったら、塩を入れてごらんなさい。それだけで味が良くなりますから。実家のお母さんよりも奥さんのご飯はおいしいと思ってくれま

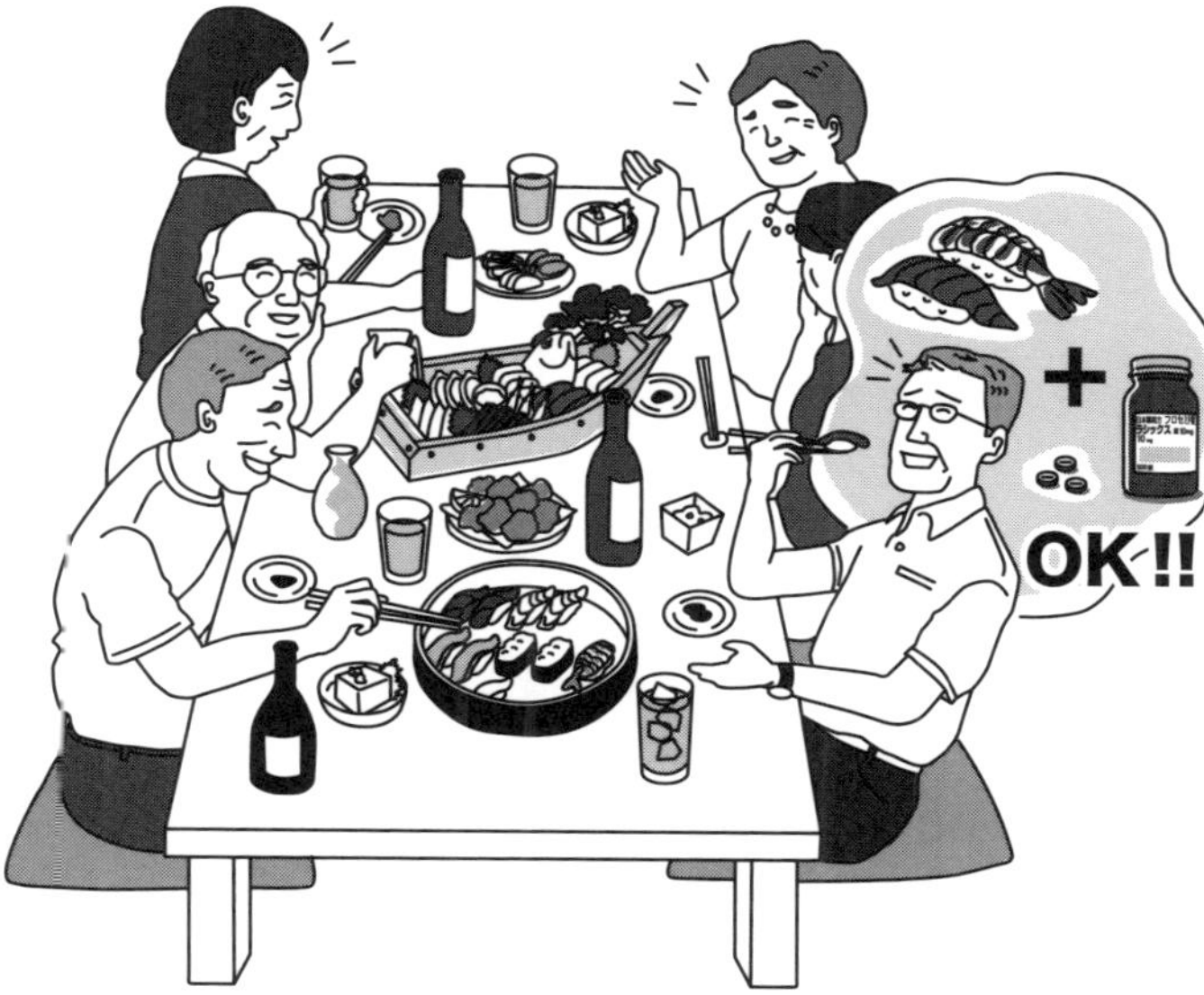

同窓会に出席して大いに楽しみ、塩分を摂取したら利尿剤を飲む。
これが QOL

す。その代わり冷めると塩辛く感じます。熱いと塩辛く感じにくいのです。戦争中の海軍では、水が貴重だから海水を使ってご飯を炊くと、とてもおいしかったんです。ところが冷えると塩辛いご飯になって嫌になります。お寿司に使う寿司飯も味を良くするために塩がたくさん入っています。だからお寿司屋さんでは上がりを大きな湯飲みでみんなが飲むでしょう。あれは20分くらいすると喉が渇くから飲むんですよ。

私はその患者さんに

「ラシックス®を飲みなさい。『お

寿司を食べるのは心臓に悪いから、同窓会には出ない』のではなくて、出席しなさい。出席して、利尿剤を飲めばいい」

と言いました。これがＱＯＬです。同窓会で食事をして、体重が増えていれば利尿剤を飲む。お医者さんはみんな自分でそうやっているんですよね。自分で体重を管理することで調節している。これをお医者さんだけでなくみんなが行えば、みんなが快適な社会生活を送れるんです。

体重の測定というのはものすごく必要です。私は昨年、ニューヨークのある病院に行きましたら、すべてのベッドに体重計がついていました。寝ている間に自動的に体重を量るんです。ですから尿を量らなくても、水の代謝ははっきりわかります。もちろんこれは高価だからなかなか簡単にどの病院でも取り入れることはできないと思うんですが、それくらい毎日の体重の測定は重要です。

その人が健康になるための外的な環境と、心の環境双方を治していかないと、人間は健康を保つことができません。そしてＱＯＬを高める。ＱＯＬというのはドクターの関心がまだまだ充分ではないので、皆さんが高くしないといけません。ここはナースがドクターよりも先を走っている視点です。

望ましい医療を提供するために看護がある

シアトルの病院に行きましたら、小児科にはお母さんが一緒に入院していました。服薬などを、入院したときから全部お母さんがするからです。子どもの手伝いを全部する。そして慣れさせて、退院後自宅でもやってもらう。日本は病院側が全部やる。そして退院したら「自分でやってください」と突き放されても、それはできませんよね。

アメリカは結婚しないで同棲している人も多いので、妻や夫とは言わずパートナーと言いますが、ニューヨークに行くと入院患者さんのパートナーが病室に来て、看護記録を全部書きます。そしてそれをナースが直す。看護記録を書くのではなく書き方を教えるのがナースの仕事だということで、看護の仕事はティーチングに変わって来ていました。

今、エコノミークラス症候群で肺梗塞を起こすとも言われています。肺梗塞は、日本ではCCUやICUに入れるんですが、アメリカは外来でセルフケアが基本です。病院側は「血痰が出たら電話をしてください」と言うだけです。みんな自宅で治っています。アメリカと日本とで家を比べると大きな違いで、日本の家はアメリカよりも1世紀くらい進歩が遅れていますから、もっと日本の家を良くしないと、病院中心の生活がこれからも続くんじゃないかとも思います。

アメリカの病院は会社と同じように提携や合併が進んで、専門科に分けられることも少なくありません。日本でたとえると聖路加国際病院、虎の門病院、日赤医療センターが提携して、聖路加ではこの科をやって、虎の門ではこの科、日赤ではこの科というふうに分けているようなものです。子どもは全部小児病院に行くことになって、普通の病院には小児科がありません。精神科もあまりありません。日本は違ったものが一緒になるということは難しいので、アメリカのようにはいかないと思いますが、今後日本も日本に合った変わり方をしていくのではないでしょうか。今度、高知県立中央病院と高知市立市民病院という、設立母体も大学の派閥も異なる二つの中核病院が統合して、高知医療センターができることになりました。県と市が一緒にやるというのは素晴らしい試みで、21世紀の病院がそこにできるのではないかと期待しています。

アメリカは景気が良くなりますとナースになる人が減少します。私は来週ボストンに行きますが、ボストンもナースが7割くらいに減っているから、苦肉の策として無免許の高校生を使ってベッドメイキングなどをさせている病院もあります。その代わりナースとも准看護師とも言わないで、素人ですよということを患者さんにもご家族にもはっきりわかるように示しています。もちろん事故があれば上司が責任を取るということを徹底しています。

望ましい医療を提供するために看護があります。日本の21世紀の看護は、入院患者さんが何日・何時間で目的に達するかという目標を立てて、それに対する費用をどう賄って、人為的・物質的な資源をどう活用して、病人や家族の満足度をどう高めるかが重要になってきます。その中で人間の倫理性というものが本当にあるかどうかを考慮しながら、看護と医療は進んでいかなくちゃなりません。今までお医者さんは、そういうことにはほとんど関心を示しませんでした。

オスラーの「ナースの七つの徳」

先ほど、自宅に帰るのを嫌がっていた高齢患者さんのお話のところでも述べましたが、ナースに一番大切なことは機転が利くことです。頭の回転が速いこと。私が冗談を言ってもすぐ笑わないで、話の終わり頃にニヤニヤするような古い蛍光灯のようではいけません。すぐ笑わないと駄目です。
ウィリアム・オスラー先生は、ナースには七つの徳があると言いました。

機転
清潔
寡黙
思いやり
優しさ
明るさ
これら六つの要素をつなぐ慈愛の心

七つの中に「機転」が入っています。オスラー先生も私と同じように考えていたんですね。そして「明るさ」もあります。ナースは明るい性格でなければなりません。ナースが部屋に入って来ると、ひまわりが現れたように周囲がパッと明るくなる存在であってほしいのです。皆さんの徳というものが看護の中で上手に具現化されると同時に、頭の回転の速さを発揮することを習慣化してほしいと思います。
ナイチンゲールは非常に厳しい人でした。看護師には鋭い感性が資質として必要であって、

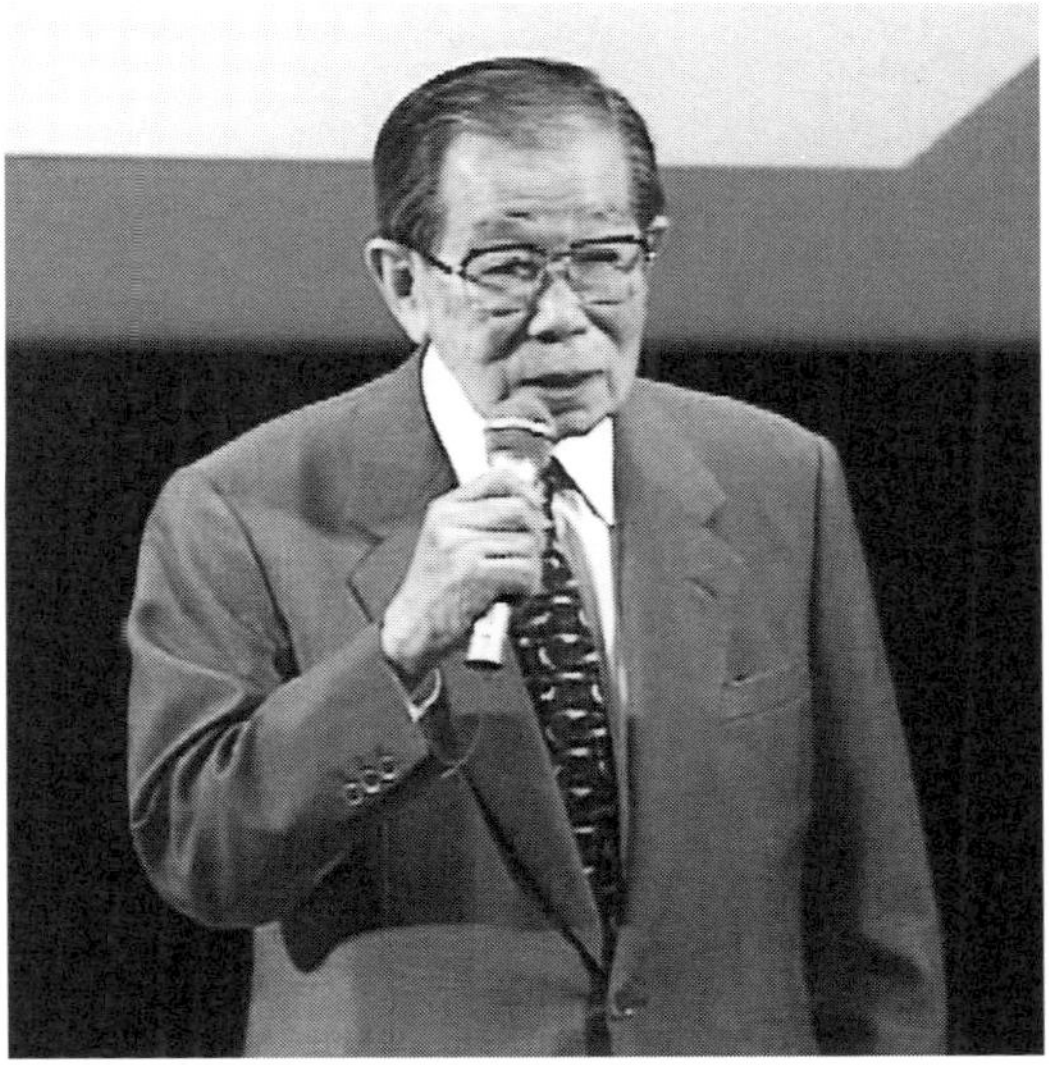

それがない人はやめて家に帰ったほうが良いという持論をもとに、学生を厳しく指導していました。聖路加看護大学の前身である聖路加国際病院附属高等看護婦学校も、大正9年の創立当時は今よりもっともっと厳しかったんです。第1期の入学者は14～15名でした。そのうち卒業した人は5名くらいです。入学後半年くらいで

「あなたはもう帰りなさい」

と言って帰したそうです。アメリカから来たナースが猛烈に厳しく教育したと言っていました。今はなるべく救い上げて、みんなを卒業させようとしています。

皆さん、どうかこれからよく勉強をして、わからないことは勇気を持って医師に訊いてください。医師が知っているのか、知らないのをごまかしているのかは、聞けばだいたいわかります。できる人は、それを知らないときには

とはっきり言いますよ。いいかげんな人は、言い換えて済ませようとします。皆さんはお医者さんを評価すればいいんです。

私が諏訪山小学校の4年生のとき、担任の先生が黒板に「すなわち」と書いたんです。ませていた私はその言葉を使いたくなったので

「先生、『すなわち』というのはどういう意味ですか?」

と質問すると、先生は「すなわち」の意味を教えてくれるのではなく「とりもなおさず」と書き直しました。

「とりもなおさず」じゃ、またわかりませんよ。かえってわからない。

皆さん、できる人になってください。

以上で私の講演を終わります。

3章

看護も変わらないと
時代遅れになる

ポテンヒットのようなことが医療の中でも起こっている――

皆さん、よくいらっしゃいました。神戸では一度開催したんですが、満員で入れなかった方のためにもう一度やろうということで二度目です。今日は「革新されるべき看護技術の実践と理論」というテーマでお話しします。

今日のこの会場に、基礎看護を教えておられる方はいらっしゃいますでしょうか？　個別に質問をするわけではないで、学校で教えている方はちょっと手を挙げてください。それでは、訪問看護をしているという方は手を挙げてください。訪問看護はあまりいらっしゃらないようですね。あとは皆さん病院勤務ですか？　病院で勤務している方は？　これは圧倒的に多いですね。では一番多い、病院勤務に重点を置いてお話をします。しかし今日私が話すことは、訪問看護をするときにも必要なことです。

ちょっと野球の話をしましょう。バッターの打球がフラフラッと上がりました。外野までは届かず、セカンドベース後方に落ちそうです。ショートがそのボールを後ろ向きに下がっ

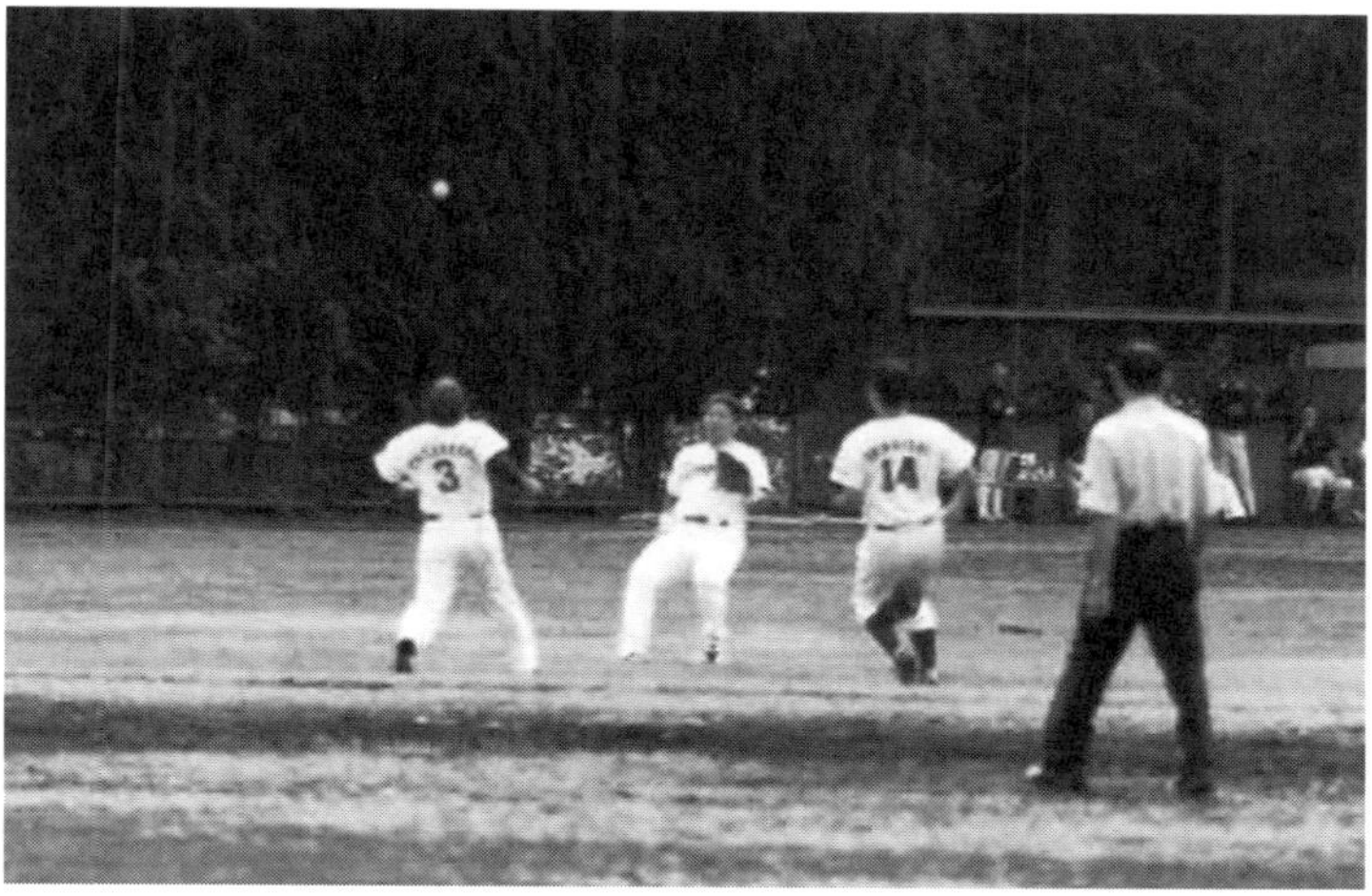

野手の間に打球がポテンと落ちるポテンヒット。医療でもポテンヒットのようなことが起こっている
Tokyo-Dodgers の Web サイトより許可を得て転載
http://www.tokyo-dodgers.com/2006housou-index.html

て追い掛ける。セカンドはその横から追い掛け、ショートの後ろにセンターが来る。セカンドとショートとセンターの3人が集まってきて、ボールに一番近い人が捕るものだけれども、3人ともぶつからないように譲り合いをして、ポテンと落ちてヒットになってしまいました。俗に言う「ポテンヒット」です。セカンドはショートに任せようと判断し、ショートはセカンドが捕るだろうと思い、センターは内野のどちらかが捕ると思って、3人が遠慮してしまい、「ん？　誰も捕らないのか!?」と気がついたときにはもう間に合わな

かったんですね。

こういうことが、医療の中ではしょっちゅう起こっています。「誰かやってくれるだろう……誰もやってくれなかった」ということが起きてしまうのです。それで患者さんの命に関わるような事態に陥ることも少なくありません。

ここ20年くらい、看護職の仕事は、お医者さんの単なる手伝いではなく、れっきとした専門職だという考え方が強くなってきました。しかし少し前までは

「医師は診断をし、治療をする」

一方、看護師は

「傷病者もしくは褥婦《じょくふ》に対する療養上の世話または診療の補助を行う」

ということになっていました。

「医師は診断をし、治療をする」ということであれば、じゃあ静脈注射は誰がするかというと、大学病院は「それは医者のすることだ」として、お医者さんがずっとやってきました。皆さんの病院で、静脈注射は基本的にナースがやっているというところはどれくらいでしょうか？　ちょっと手を挙げてください。半分近くありますね。

私は厚生省の看護教育の審議会で「医療行為というのは何であるか」と、当時の厚生省の

局長さんに訊いたことがあります。返事は曖昧なものでした。

注射をするというのは医療行為です。どこの病院でも皮下注射はナースが行うけれども、どうして大学病院では静注や点滴は医者の仕事になっているのでしょうか。ナースは「これは本来私たちの仕事ではない。私たちは忙しいんだ。研修医がやればいい」と言って、できる看護師さんでも静注や点滴などをしない施設が、少なくとも大学病院などの大病院では多かった。ナースはケアを中心にするというのですが、それに対してキュアという言葉があり、医師は「キュアをする。医療行為をやる」、ナースは「治療でないケア」をやるという棲み分けがされています。看護の理論を言うと、ケアはキュアとは違うと言う。けれど患者さんにとってはキュアだろうがケアだろうが関係はありません。ケアとキュアの区別すらできていない方も多いくらいです。

あなた、血圧は平生いくらくらいですか？

京都帝国大学の医局にいた昭和14年に、私は淡路島へ行って島民の皆さんの種痘をしました。左手か右手の腕をつかんでぐっと皮膚を緊張させて種痘をして、メスで小さくチョチョッと短く切るんです。腕が細いとやりやすいんですけれど、太いとまるで大腿を握っているようなことになってとてもやりにくい。多いときは300人に種痘をしました。

それをお医者さんだけがやるんです。ナースは整理する人。本当は整理する人は看護師さんでなくても、お役人さんでも、村の人の誰でもいいんです。注射などの医療行為はお医者さんの仕事であって、ナースの仕事ではないということになっていたからです。

血圧測定ですら、当時のナースはしませんでした。「血圧測定は、聴診器を使うからお医者さんの仕事だから」という理屈です。聴診器を使う行為はもちろん、検眼鏡で眼底を診るとか、心電図で心臓の状態を診るということは、医療機器を用いているんだからお医者さんの仕事ということになっていました。ナースはもっとケアをしなければならないということで、血圧や心電図とは距離を置いていました。

今、血圧は素人が測っていますね。小学校5年生でもちゃんと聴診器で測れます。小学生のほうが年を取ったお医者さんよりも聴力が強いですから。小学校の健康診断で先生は児童に

「静かにしてください」

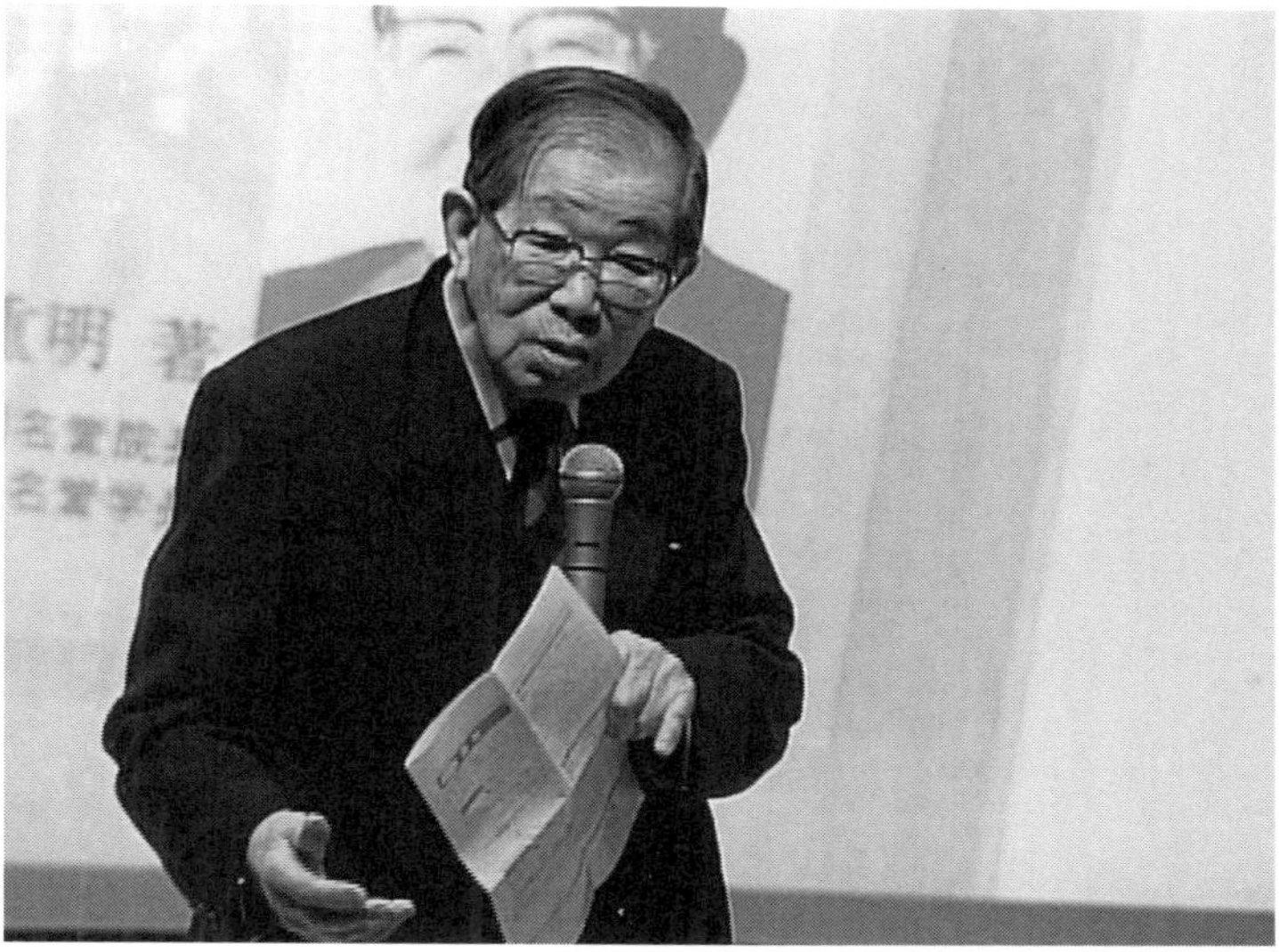

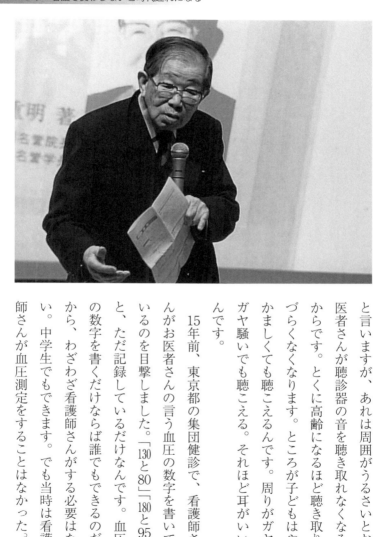

と言いますが、あれは周囲がうるさいとお医者さんが聴診器の音を聴き取れなくなるからです。とくに高齢になるほど聴き取りづらくなくなります。ところが子どもはやかましくても聴こえるんです。周りがガヤガヤ騒いでも聴こえる。それほど耳がいいんです。

15年前、東京都の集団健診で、看護師さんがお医者さんの言う血圧の数字を書いているのを目撃しました。「130と80」「180と95」と、ただ記録しているだけなんです。血圧の数字を書くだけならば誰でもできるのだから、わざわざ看護師さんがする必要はない。中学生でもできます。でも当時は看護師さんが血圧測定をすることはなかった。

ただでさえ聴力が衰えて血圧測定が難しくなってきたお医者さんが、ずーっと血圧を測っていますと、だんだん疲れて集中力がなくなってきます。「明日のゴルフはどうなるかな」などと考えながら測っていると、今測って読んだつもりだけど、言葉に発するときにその数字は頭の中から消えてしまって出てこない。そういうときに医者は
「今測ったのを忘れた」
などとは言えません。どうするかというと、患者さんに
「あなた、血圧は平生いくらくらいですか?」
と訊く。患者さんが
「150と95」
と答えると
「んー、160と98だ」
というふうに、作り事をしないと格好が取れない。ぼくはやったことがあるから、これは経験を語っています。

そんな状況ですから、血圧測定がお医者さんにしかできない仕事ではなくなったというのは、たいへん喜ばしいことですね。

太い腕には太くて長いマンシェットを

私は25年前から一般の素人さんに聴診器の使い方と血圧の測り方を教えています。土曜日の夕方から夜に掛けて教えて、そして明くる日の日曜日に行って「昨日のおさらいをやりましょう。理論も教えるから試験をやって80点以上だったら、師範として血圧の測り方を人に教えてください」と言って、80点以上の人には血圧測定師範という資格を与えました。その血圧測定師範は、聖路加看護大学で1年生の秋の血圧実習時に、学生4人に対して一人の血圧測定師範という割合で直に教えてもらっています。

ところで血圧計のマンシェットは幅と長さの異なるものが数種類あるのを知っていますか？　昨日、私が回診した女性はやせていて、腕回りが16センチ、血圧を測ると60くらいしかありませんでした。それで小児用の小さなマンシェットを巻いて測り直したら90あったんです。腕の細い人に普通のマンシェットを巻いて血圧を測ると低い値になります。

反対に腕の太い人に普通のマンシェットを巻きますと、高すぎる値が出がちです。太もものような太い腕だと全体を締められないからです。本来は均等に血管を収縮させなければならないのに、1点だけで止めようとするから強い力を入れなければならず、過度に膨らませてしまい間違った高い値が出てしまう。足で測る血圧計を使うくらいがちょうどいいんです。逆に、非常にやせている人は低く出すぎますから、子ども用の血圧計で測れば、ちゃんと正しい値が出ます。

腕が太い人には、大きい人用の太くて長いマンシェットがあります。使い分けることができればいいのですが、マンシェットが1種類しかない場合は、補正の換算表がありますね。上腕の周囲は普通25～27センチくらいですが、それが42～45センチもある腕の太い人は、20引かないと最高血圧は高すぎる。やせている人の場合は腕回りが20センチだと10足さないと正しくない。太った人は高くなりすぎる、やせた人は低くなりすぎるから補正をしなくちゃならないということです。カルテには（　）をつけて補正値いくらと書いておくとわかりやすい。

病院における血圧はあまりそういう条件は書いていません。看護記録の中には、数字は出ているけれども、どういう条件で血圧を測定したか書いていないデータがたくさんあります。これを科学的根拠のないデータと言います。腕の太さと使った血圧計などの条件を書かない

聴診器を使った血圧測定の補正換算表

上腕周囲の長さ（cm）	収縮期（最高）血圧（mmHg）	上腕周囲の長さ（cm）	拡張期（最低）血圧（mmHg）
15〜18	＋15	15〜20	±0
19〜22	＋10	21〜26	−5
23〜26	＋5	27〜31	−10
27〜30	±0	32〜37	−15
31〜34	−5	38〜43	−20
35〜38	−10	44〜47	−25
39〜41	−15		
42〜45	−20		

一般的な13cm×24cmのマンシェットを使って血圧測定する場合、上腕の周囲が22cmの細い人は最高血圧を計測値＋10にして（表の太枠部分）調整をすると正しい血圧値が求められる

Pickering, C. W. : High Blood Pressure, Grune & Stratton, New York, 1955.

で、やせている人に血圧が下がっているから昇圧剤を与えるというのは全くもって間違っています。あるいは太っている人に血圧が１８０だったからと簡単に降圧剤を出すというのもおかしい。それはマンシェットが小さすぎて高くなっているのかも知れないんだから、だとしたら太い腕では大きいマンシェットを使って測定すれば、その人に降圧剤は要らない可能性が高い。１８０だから降圧剤ではなく、１８０のデータがどういう条件でやったかが書かれていないと、そのデータは偽りのデータです。ですから条件をきちんと書いたデータで診断しましょうというのが、ＥＢＭとかＥＢＮと言われている理論です。

言い伝えの中には間違っていることもたくさんある

看護も変えなくてはならないことがたくさんあります。私は看護とは長いお付き合いをしていますが、看護はもうそろそろ変わらないと時代遅れになるという危機感があるんです。「死後の処置」にも間違っていることがたくさんあります。あの処置は明治時代から続いているもので、エビデンスはありません。誰か看護のリーダーが教科書に書いたものを、次の教科書もまた同じことを写して書くだけ。

私は今でも2~3カ月に1回は、夜中の2時~3時に大切な患者さんの往診をします。古い患者さんで、ことに高齢者が多く、ちょっとしたことで亡くなってしまいます。長い間何十年も診ている人ですから、亡くなるときにも立ち合います。ナースも行くんですけれども、私が行ったら、清拭《せいしき》は私がします。

「お湯を沸かしてください」

「一緒にきれいにしますか?」

などと言っていると

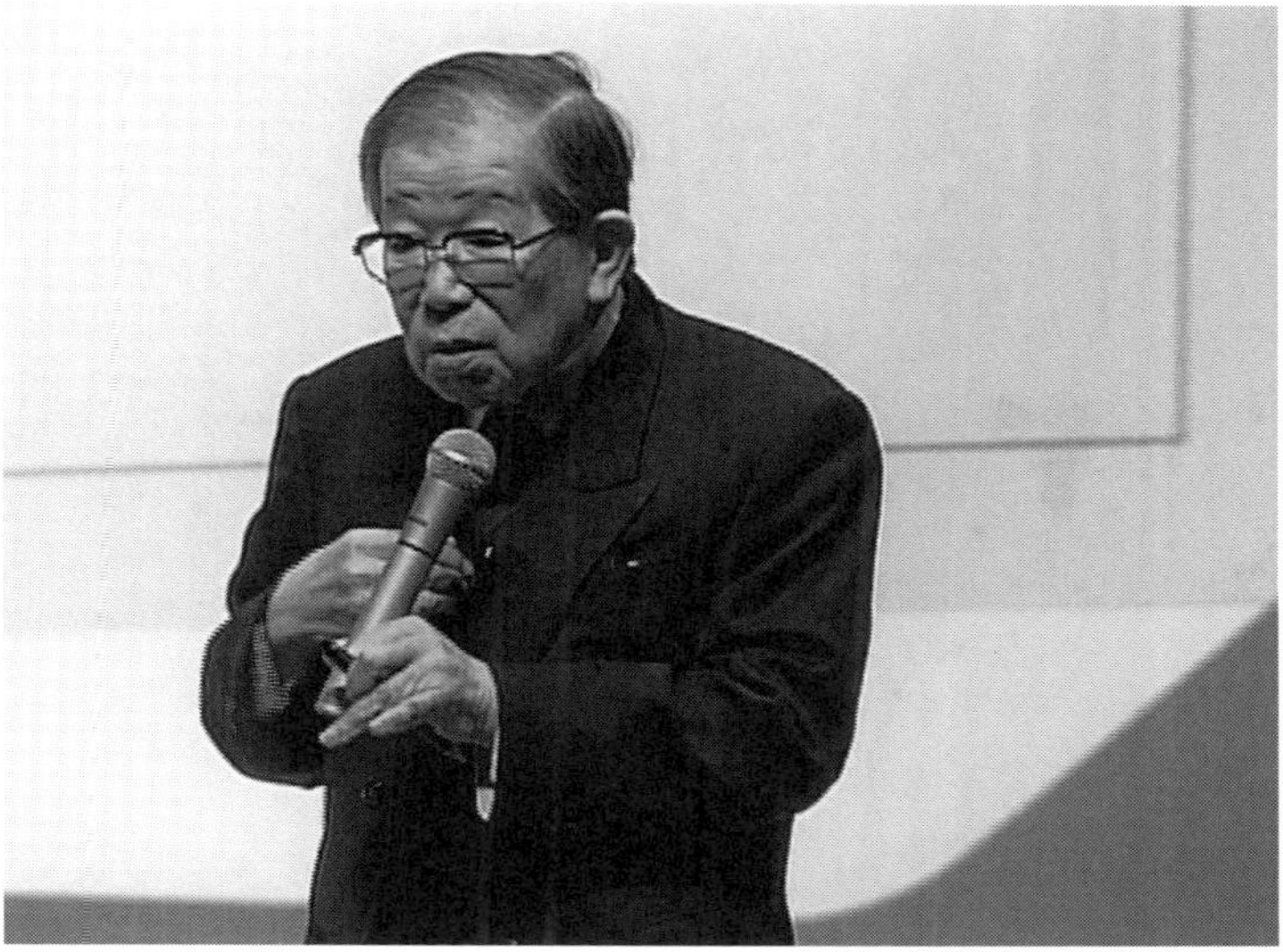

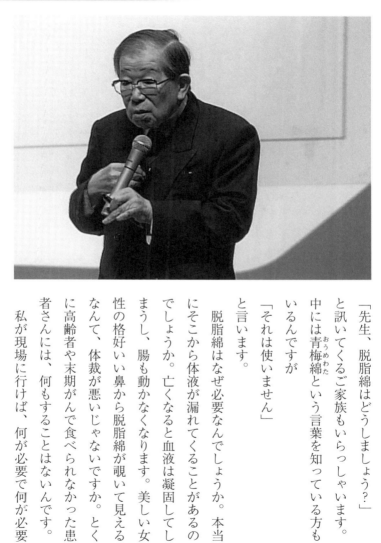

「先生、脱脂綿はどうしましょう?」

と訊いてくるご家族もいらっしゃいます。中には青梅綿《おうめわた》という言葉を知っている方もいるんですが

「それは使いません」

と言います。

脱脂綿はなぜ必要なんでしょうか。本当にそこから体液が漏れてくることがあるのでしょうか。亡くなると血液は凝固してしまうし、腸も動かなくなります。美しい女性の格好いい鼻から脱脂綿が覗いて見えるなんて、体裁が悪いじゃないですか。とくに高齢者や末期がんで食べられなかった患者さんには、何もすることはないんです。

私が現場に行けば、何が必要で何が必要

でないかをその場で判断して、必要でないことは省略しています。鼻や肛門には脱脂綿も入れていません。肛門から脱脂綿を入れたら、どれだけ入れれば終わるんですか？　詰め始めたら一袋入れても足りないんじゃないでしょうか？　あれはアバウトでしょう。ＥＢＮというのは、「これだけ必要だからこれだけ使う」という根拠があるものです。肛門から脱脂綿を入れるなんてのは、エビデンスでもなんでもありません。ただの言い伝えです。「先輩がこうやったからこうだ」という言い伝えの中には間違っていることがたくさんあります。もちろん先輩の経験も必要なことはたくさんあるのだろうから、これでいいかどうかを試しながら看護をするのもＥＢＮです。

私はなんでも「なぜこれをやるのか」ということをいつも考えているんです。そしてエビデンス、理屈がないことは、やっても無駄なことだと判断します。

私が最近考えているのは、なぜ熱が出たとき風呂に入ったら悪いのかということです。汗をかいて気持ちが悪いのに。熱があればお風呂は悪いということの論拠らしい論拠は出ていません。安静のほうが早く治りますという比較検査の論文はないんです。

私も長い間、風邪のときにはお風呂に入らないようにと言ってきたんですが、最近は変わりました。この間からちょっと風邪を引いているんですけれど、毎日お風呂に入っています。

気持ちいいですよ、お風呂は。そして体の中から温まるじゃないですか。熱があっても入れると患者さんは喜びますよ。非常にさっぱりとした気持ちになります。

あなたが効く60%になるか、効かない40%になるかはわかりません

抗がん剤の化学療法でがん細胞をたたいて、髪の毛は抜け、食欲はなくなり、くたくたになってもうそれは嫌だという患者さんはたくさんおられます。さらに食欲がないのに無理やり食べて、食後はトレッドミルで運動をしましょうなどと言う。もう弱り切った体に鞭を打つような過酷な仕打ちです。けれど化学療法中に運動療法をやった人と、じっと寝て点滴を受けていた人とを比べると、運動をした人のほうが化学療法をやめたあとのリカバリーがはるかに良いという研究事例が、アメリカで多数出ています。

アメリカはたくさん実験をしています。いろんな実験結果があるんですよ。例えばインシュリン注射のときに普通は消毒をしますね。けれど、じつはシャツの上から注射するのと変わらないんだそうです。アルコールでちゃちゃっと消毒のようなことをするのは気持ちだ

けで、1万件くらいの実験をやって事故が起こらなかったという報告です。

皆さん、ちょっとけがをしたとき、消毒しなくてもそのまま治っちゃうでしょう。それなりに体を保護できているから治るんです。今までは、まあきれいにしたほうがいいだろうということで消毒をしてきたけれど、なぜしなくてはならないかという議論はありませんでした。エビデンスがなかったんです。それはサイエンスではありません。

お医者さんがしていることでもそれはサイエンスかと問いかけると、じつはいいかげんなことも多いんです。例えばお医者さんが

「このお薬は60％の人に効果がありました。だからこれは効くので今回使ってみましょう」

と言う。けれど100人のうち60人には効くけれど、40人はそれが効かないわけでしょう。患者さんが

「先生、私にこれは効きますか？」

と訊くと、「効く」とは言えないんです。

「あなたが効く60％になるか、効かない40％になるかはわかりません」

と言うだけ。どのような人に効いて、どんな人には効かないということは、そういう頼りない統計ではわからないんです。別の大学の医師が実験してみたらそうでない結果が出たとい

うのは、年齢など対象の条件がみんな違うからです。

今、コレステロールの基準値がずいぶん下がって、もとは250以下であればいいというのが、だんだん200くらいがいいとなって、このごろはまた上がって220くらいまではいいと言われています。明治生まれの私と20歳の人と、同じ基準値でいいという論拠はあるかというと、ないんです。私の基礎代謝は1300キロカロリーだから、1300キロカロリー食べれば私にはちょうどいい。私は運動をする時間もないほど忙しいから、移動は車ですし、階段を上がるくらいで、たいして大きな運動はしていません。静かにしているんだから基礎代謝に近いようなものだと思って毎日1300キロカロリーを摂っているんです。そうすると体重は一定です。

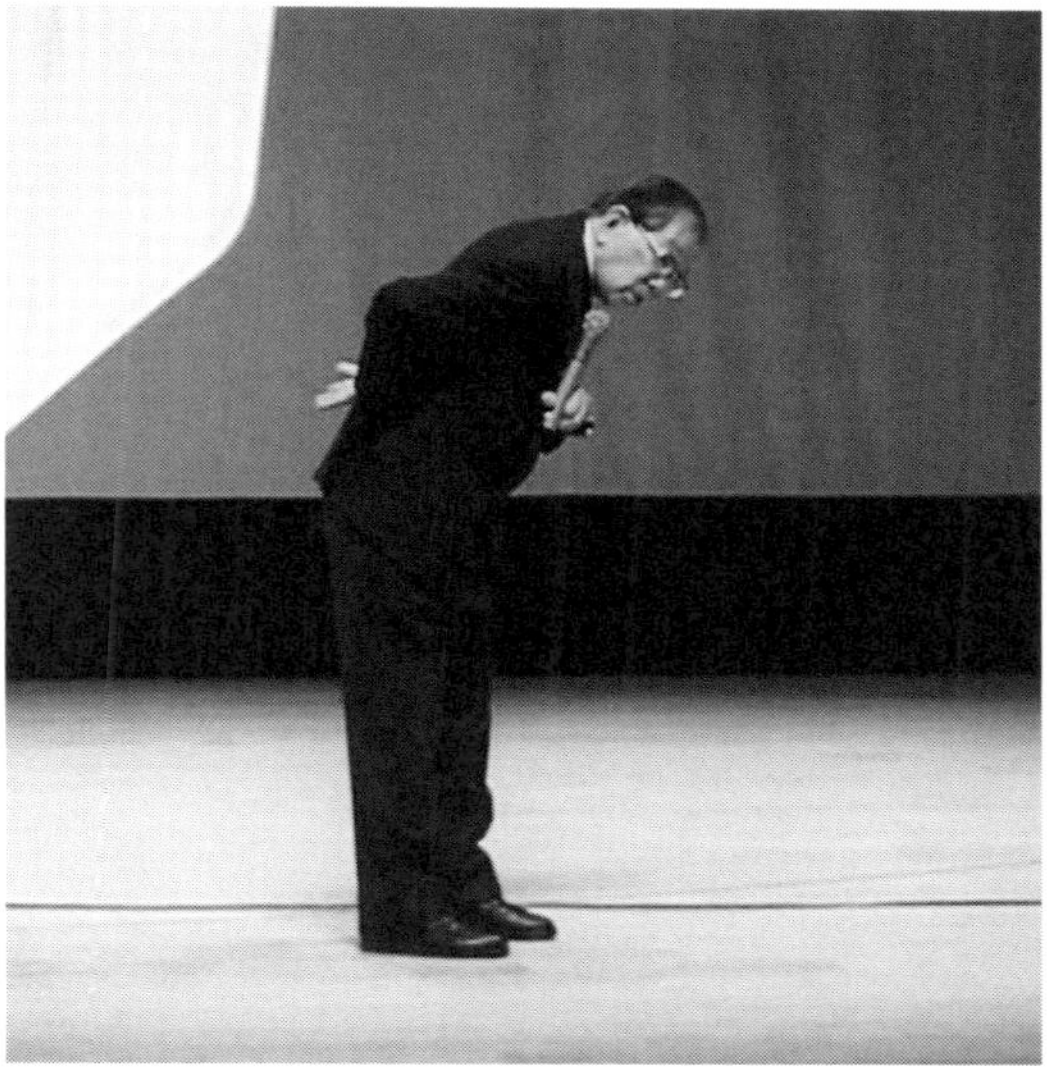

ところが教科書には、65歳以上の基礎代

謝は最低が１６００と書いてある。そして65歳未満だったら１８００とか、若い人は２００0などと書いてありました。私は先月90歳になったんですが、65歳と比較すると25歳も違うでしょう。それを65歳以上のグループとして一括りにまとめるのは、子どもと大人を一緒にしたのと同じです。子どもには細かく言うけれども、高齢者には細かいことが考えられてないんじゃないでしょうか。だから高齢者には薬が効きすぎるんです。降圧剤が効きすぎて調子が悪くなって、飲まなくなると元気になるなどという人はたくさんいます。そういうのはエビデンスがないんです。

23 時間57分間の体の変化を見ることができる

ナースはドクターより心理的・精神的に患者さんにアプローチをすることができます。ドクターは5分、もしかすると3分の診察だから、３分間のことはわかるけれども、それ以外の体の変化、精神的な変化はわからない。ナースの皆さんは二交代か三交代で24時間ケアをやっているのだから、変化を見るという点ではお医者さんより優位な立場にいます。医師が見落としているような心理的・社会的な問題に目を付ける以外に、診察以外の23時間57分間の変化を見ることができるんです。カリウムが高いとか、ジギタリスの中毒が危険だとか、変化があった時点で医師の診断や治療が間違っているというのはざらにあります。

ある入院患者さんに対して、土曜日の夕方にお医者さんが指示を出したけれども、その日の夜になるとすっかり様相が変わって、脈が少なくなった。医師はどこにいるかわからない。

こんなとき皆さんは

「先生のお薬はやめましょう。まず薬をやめてから先生に連絡をしましょう」

という決断をしないといけません。月曜日まで待ったら遅すぎます。

なぜ脈が少なくなったか。これはジギタリスの中毒じゃないかな。ジギタリスの中毒というのはカリウムが不足した人に起こりやすい。じゃあ、カリウムを測ってみたら、予想どおり低かった。これはジギタリス中毒だ。ジギタリスをストップしたほうがいい。ジギタリスを飲む時間が来たけれど、これはちょっと待とうという判断をするところまで、皆さんが考えるのです。まずは患者さんの処置を変更して、それから医師を捕まえられたときに

「先生、この点滴だとカリウムがなくて心臓が止まると思ったので、やめました」

と報告する。医師の指令がなくてもこのようなことができないと、皆さんの24時間勤務とい

うのは意味がありません。それができて初めてチーム医療の一員になれるんです。

そうするためには皆さんがもっとサイエンスを学んで知識を増やさなければなりません。看護のケアということ以外にサイエンスの知識を持つ。ナースとドクターの両者が分担をするためには、基盤のサイエンスの知識レベルをもっともっと高くしないといけません。

少なくともこの10年、20年に医師が勉強したくらいの医学の内容は、今のナースは常識として持っていないと会話ができません。これからは、今までの患者さんの側に立ったケア以外に、医学をもっと勉強せざるを得なくなってきます。感性を高めて良いケアをすることはナースの基本ですけれども、これからの医療に携わる限りにおいてはサイエンスのレベルももっと高くしなければなりません。

私の知識にも、もう20年以上前の古い医学で、すでに間違っている内容がたくさんあります。不整脈の扱い方も違うし、降圧剤の使い方も違います。検査の仕方も違うものがあるでしょう。例えば肝機能の数値が悪いのだけれど肝臓が悪いわけではないというケースも出てきました。

γ-GTPが50以上になると肝機能障害と言うけれども、実際は飲んでいる降圧剤が悪かったり、あるいは飲んでいるコレステロールを下げる薬がγ-GTPを変えていたりすることがあるんです。お酒が多いせいでγ-GTPの値が変わっているということもあります。これらはコレステロールの薬を中止するか、降圧剤を中止するか、お酒をやめないと、数値は改善しません。該当する患者さんに「コレステロールの多いようなものは控えるようにしてください」と言うのは古い医学で、現在の医学からすると間違っています。

そういう最新の医学情報を皆さんがわかっていないと、患者さんや家族の指導はできません。今の患者さんは、インターネットで最新の知識を得るから

「この看護師は何も知らないな」

と信用されなくなってしまいます。

もっとお医者さんと一緒に組むべき

私は長い間看護大学で教えています。今までなんでも教えてきました。戦争中、音楽の先生が疎開していなくなったときに、校長先生に

「君は音楽が好きだから、回診には付かなくていいから音楽を教えてくれ」

と言われて、音楽も教えたくらいです。私がピアノで伴奏を弾いてコーラスを指導したりしました。

絵本の『葉っぱのフレディ――いのちの旅』を音楽劇にしたらどうかと出版社に提案したのは、そんな経験があったからです。葉っぱのストーリーで命をテーマとして扱っていますから、死について子どもにもわかってもらえると思ったんです。家族みんなで死について会話ができるようにするためには、音楽劇にして面白く見せたらいい。

「日野原先生が脚色してくださいませんか？」

と言われたときに、「こんなに忙しいのに」と思ったんですが、ふと神戸時代に教会で『青い鳥』の劇をやったことを思い出し、引き受けました。そんなことができたのは、ここ神戸の地で過ごした子ども時代に、音楽的な雰囲気に浸っていたからかも知れません。

作業は私が話したのを録音して文章に起こしてもらったので、トータル8時間掛けて20分程度のストーリーを1時間半のミュージカルに脚色することができました。東京ではしませんよ。東京にいるときはそんな時間はまるでありませんから。新幹線か飛行機の中でしかしません。乗り物の中では解放感があるので、ふっとメロディーが出てきて楽譜に書き留めたい気持ちが起こってくるんです。大学ではそんな気持ちになりません。

大学というのは神経を使うことが多いんですよ。教授会も気を遣うし。強く言うと、すぐ高い壁をつくって黙ってしまう人がいるんです。その壁を少しずつ低くしていくために、こちらが辛抱しなくてはなりません。神経を使うんです。ですから、新幹線や飛行機に乗って東京を離れるとすっかり解放されます。

ちょっと脱線しましたが、今言ったように私は学生に音楽を教えましたし、英語も教えました。戦後は英語の教科書がなかったので、「リーダーズ・ダイジェスト」を使って、ストレプトマイシン発見の経緯などを読みながら、英語を教えました。青空教室です。聖路加の大学はＧＨＱに接収されたから、青空の下で授業をしたんです。

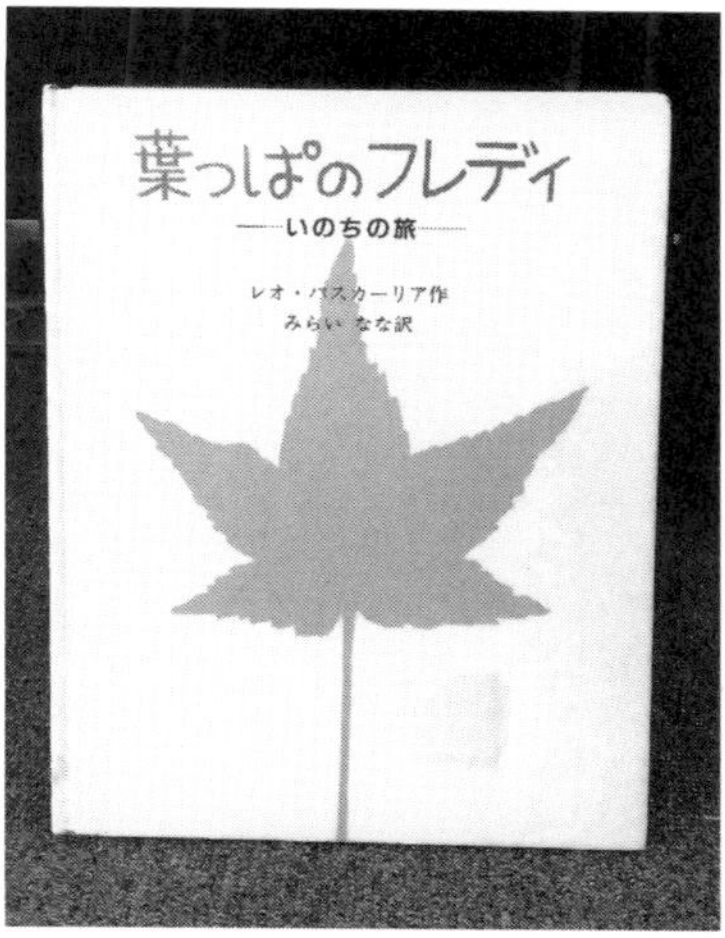

『葉っぱのフレディ――いのちの旅』（童話屋刊）を新幹線や飛行機の中でミュージカルに脚色した。

このように長い間看護教育に携わっているので、私は今の看護教育のどこを変えればよいかもよくわかっています。これからはもう看護の側に立つことに固執しないで、もっとお医者さんと一緒に組むべきだと考えるようになりました。

まず診るのは患者の顔

まず観察をしましょう。皆さんはまず患者さんを見ますよね。どこを見ますか？　ぼーっと見てもわかりません。まず患者さんの顔を見て状況を全般的に察知して、「これは」というのを感じ取ってください。重症の患者さんが部屋に入って来たら、点滴を数えたりモニターを見たりもするけれど、まず見るのは患者さんの顔です。

酸素が不足して皮膚が紫色になっている状態を「チアノーゼがある」と言います。酸素が不足しているときだけでなく、寒い日に海へ入っても紫色になります。

指先で酸素を見ると確かに下がっているときにチアノーゼになるのは、400万の赤血球がちゃんとある人です。ヘモグロビンに酸素がくっついて酸化ヘモグロビンになると赤い血になりますが、酸素が足りなくて炭酸ガスがくっついたヘモグロビンはブルーになる。それで紫色になるんです。チアノーゼが酸素のない状態だというのは正しいのだけれども、貧血などで赤血球数が普通の半分くらいの人は、酸素が不足していても赤血球の数が不足しているから紫がかった色が出ません。赤血球が少なすぎるから色がつかないんです。その場合心不全になってもチアノーゼにはなりません。

ヘモグロビンが正常値あるいは10グラムくらいまでの軽い貧血の場合なら、「チアノーゼなし」と看護記録に書くだけで済ませられます。けれどももしもヘモグロビンが8グラム、6グラムのような状態だったら、酸素が不足しているのに紫色にならない場合もあるので、「チアノーゼなし」のあとに（　）でくくって「ヘモグロビンが6g」と書けば、それはチアノーゼと同じような意味を持ってきます。

赤血球は減っていないという条件下でのみ「チアノーゼがない」と言えるという、サイエンティフィックな知識が必要です。

ナースには知識と技術両方が求められています。知識と技術をどのように患者さんに適用するかが、看護の本体です。お医者さんにも必要なことですが、看護師さんの場合にはお医者さん以上に患者さんの肌に手を当てたり、そばに座ったりして、患者さんを全人的に理解するということが必要になってきます。そのときに感性がある看護師さんがそばに座って脈を診てくれるだけで、患者さんの気持ちは安定することがしばしばあるんです。モニターを見ながら「大丈夫ですか?」と言うのではなくて、ぜひそばで触ってあげてください。

良い環境で感性を育てる

ナイチンゲールは「看護は単なるアートではなく、人格である」と言って、素質、つまり生まれつきの感性を大切にしました。だから看護学生に対して「自分で経験したことがないことでも感知できる感性」を求め、「子どもを産んだことがなくても、あるいは親を失ったことがなくても、それを感じ取れる資質が必要である」と主張しました。そしてナイチンゲールは、感性がないと判断した学生に対して「看護師になるのはあきらめて帰りなさい」と宣告していました。これは非常にきつい言葉ですよ。

しかし私は、生まれつきの資質よりも育った環境や教育が重要だと思います。生まれつきでなく、良い環境で育てば感性も育つ。一卵性の双子の兄弟を研究したデータによると、異なった環境だと、才能が全く異なってくるという結果が出ています。だから私は、いい環境

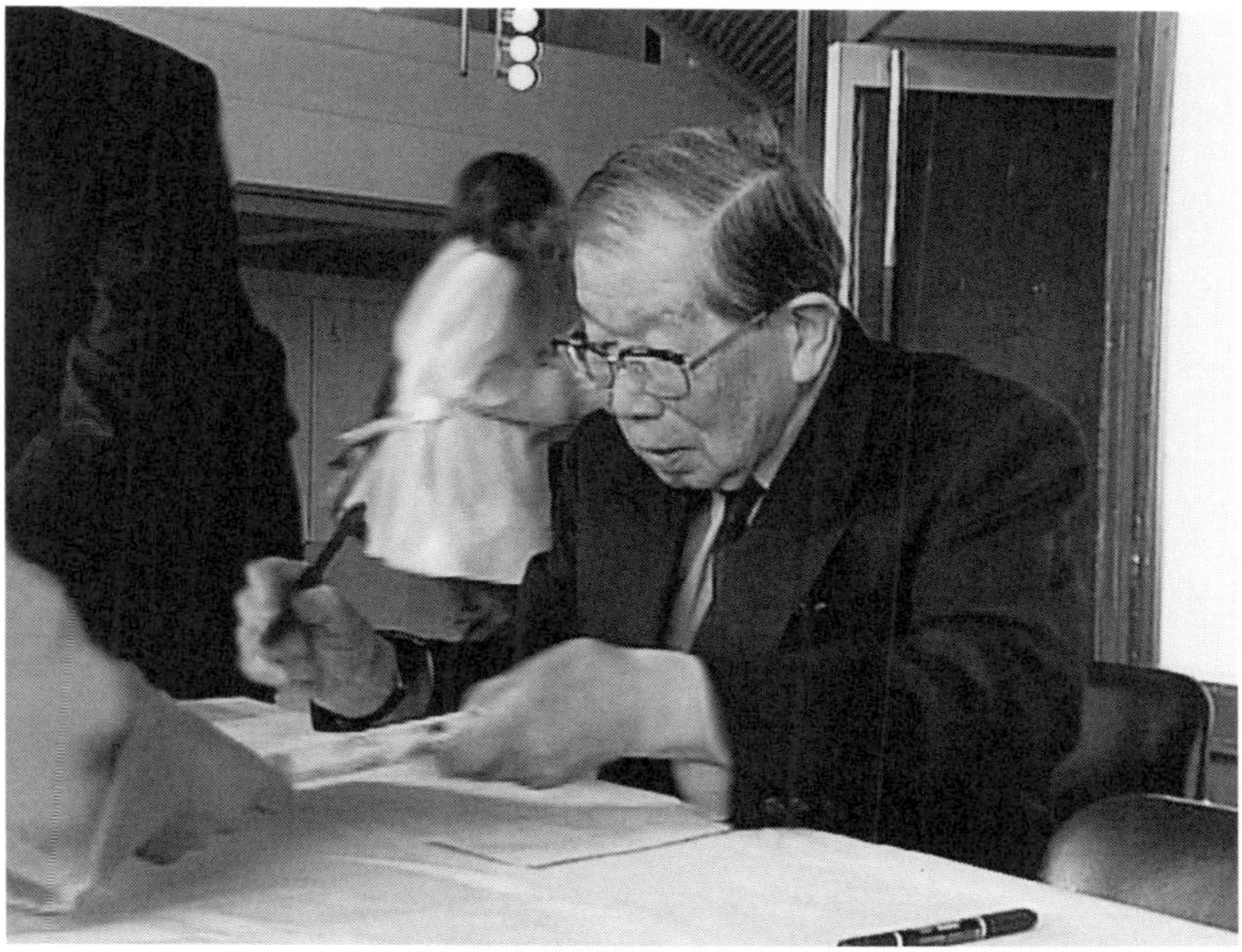

でいい教育を与えることが最も必要だと考えています。

感性を育てるにも教養が必要です。ところが今の高校生は塾の勉強で、試験の術を詰め込まれるばかりで、感性を高めるという機会が全くないところに、大きな誤りがあると思っています。こういう基本的なことを、皆さんは頭の中に入れておいていただきたいと思います。

感性を育てる教育の一つの方法は、ロールプレイをやらせることです。例えば

「今授業中に事務室から

『Aさん、ちょっと連絡事項がありま す』

と呼び出されて行ってみたら、お母さんが急に亡くなったというのを聞かされた。あなたは一人っ子。そういうストーリーをつくって、自分はどうしたらいいか。お母さんが亡くなって、友達にそのことをどういう文章で知らせればいいか」という質問をして、当事者であればどうなのかという文章を書かせるんです。「こういうわけで母が急に亡くなって、それでお葬式があるから、どうか集まって、母の好きだった歌を一緒に聴いてください」というような文章を考えに考えて書いてもらう。

こういうロールプレイはお遊びのようであるけれども、本当にそういう気持ちになって文章を書くことができるので、感性を育てるのに良い教育になります。

以上で私の講演を終わります。

4章

首から下げている聴診器は使うためにある

うつ伏せで寝れば褥瘡がなくなる

ゆうべ夜遅く鹿児島に着きました。昨日は東京の聖路加看護大学の講堂で、腹臥位《ふくがい》療法の研究会を開催しました。私は研究会の会長です。会長にはうつ伏せで寝ることがいかに良いかということをあちこちで広める役割がありますので、今日はまずそのお話からいたします。

皆さんの中で、休むときにお腹を下にしている人はどれくらいいありますか？　手を挙げてください。2～3人ですね。ほとんどいらっしゃいませんね。ありがとうございます。

私は5年くらい前からうつ伏せで寝る練習をしてきました。始めたころはなかなか板につきませんでした。目が覚めたら上を向いているんです。ずっとうつ伏せで寝ることができるようになるまで半年以上かかりました。現在は伏せたまま朝まで休むことができています。

これで寝たきりになっても私は褥瘡ができないと思います。なぜか褥瘡が多いのは日本だけで、フランスでは褥瘡がないそうですね。みんな子どものときからうつ伏せで寝ているからだということですが。

うつ伏せという状態は、息がしづらいように思うのですが、私はいろんな姿勢による自分

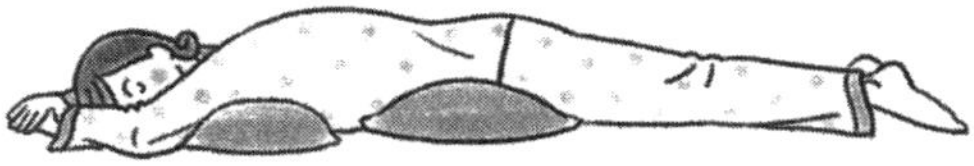

マットにつかない部分に
厚めのクッションなどを差し込みましょう

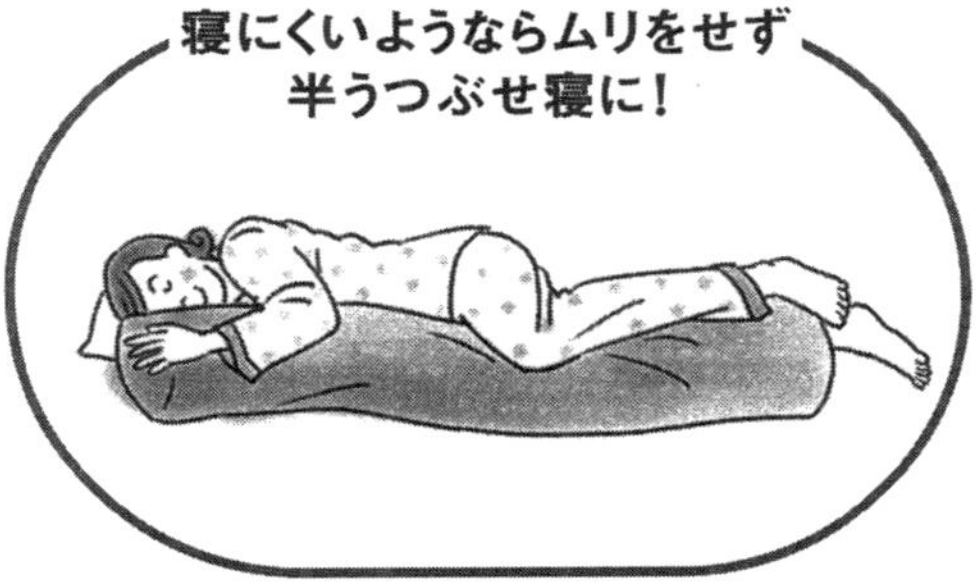
寝にくいようならムリをせず
半うつぶせ寝に！

抱き枕を使うと寝やすくなります

うつ伏せで寝る方法

マットにつかない部分があったら枕やクッションを差し込む。寝づらいようだったら、抱き枕を使うなどして、半うつ伏せで寝るとよい。

日野原重明監修．川島みどり，丸川征四郎著．日野原先生も毎日実践！うつぶせ寝健康法．KK ベストセラーズ；2005.p.103.

の肺活量の違いを測ってみました。

①立ったまま
②座ったまま
③横向き
④仰向け
⑤うつ伏せ

この五つを比べると私の場合、肺活量はうつ伏せが特別にいいんです。うつ伏せになると窮屈だと思うでしょう？　ところがそんなことはありませんでした。

仰向けとうつ伏せ　体位別の最大肺活量

	年齢	性別	仰向け（mL）		うつ伏せ（mL）	仰向けを基準にした増減の割合
1	88	男	1,090	＜	2,780	155.0%増
2	79	女	1,630	＞	1,510	7.4%減
3	70	女	1,600	＜	1,930	20.6%増
4	73	男	2,500	＝	2,500	増減ナシ
5	53	女	2,500	＜	3,140	25.6%増
6	82	女	1,600	＜	2,210	38.1%増
7	68	女	2,430	＜	2,540	4.5%増
8	62	女	2,950	＞	2,920	1.0%減
9	56	女	2,690	＜	3,400	26.4%増
10	51	男	3,830	＜	3,900	1.8%増

結果　仰向け＜うつ伏せ　7人
仰向け＞うつ伏せ　2人
仰向け＝うつ伏せ　1人

うつ伏せだと胸を圧迫しますから ずっと排気ができるんです。仰向けに比べてうつ伏せのほうが1倍半、肺活量が多かった。でも私は自分で仮説を立ててそれを実証したいという思いがありましたから、自分で実験をした際にはうつ伏せになると仰向けのときよりも気張ってしまった可能性があります。そこで私以外の人で、実験内容について何も言わないで肺活量がどうなるのかを調べてみることにしました。一般の人、50～80代の10人に集まっていただき同じことをやってもらったのです。すると、7割の人はうつ伏せのほうが肺活量が高かったんです。また、慢性の呼吸不全で咳があり痰が多い人は、うつ伏せで寝れば痰がよく出ます。こういうことは、今まではわかっていませんでした。

人間の欲望がバイアスの掛かった研究を生む

私が自分の仮説を実証するために頑張って、うつ伏せのときには無意識のうちに「はあ〜っ」と力強く息を出した——こういうのをバイアスが掛かった実験と言います。研究者が自分の学説を証明するときに、自分の思い通りの結果が出るように仕向けることをバイアスがつくと言うんです。研究者は仮説というゴールがあって「そうなってほしい」と願います。だから私も、うつ伏せになったときの肺活量は、仰向けよりも無意識のうちに頑張っちゃうから数値が上がるんです。バイアスという言葉の定義はややこしいんですが、

「こうなればいいな」

と思って実験をして、うまくいかなかったら

「このマウスはちょっと栄養が悪いから外そう」

と言って除外し、いい材料だけでデータを取りたくなるという人間の欲望を働かせること、そういうのがバイアスです。バイアスが掛かっている研究は信頼性が薄い。

高血圧でもなんでもいいんですが、私があるお薬の効果を調べようとするときに、月曜日の患者さんにはこのお薬を飲んでもらって、火曜日の患者さんには偽薬を用いるとすると、私には月曜日はなるべく効果が見込めそうな患者さんを集める誘惑があります。こういうのもバイアスです。ですから、第三者が実験をすればバイアスのない研究ができます。

これまで日本でどうもいまひとつ実った研究がなかったのは、バイアスが掛からないようにするなど厳密に条件を定めていなかったことがひとつ挙げられます。日本の研究は何人やったら何パーセントがこうであるか、例えば日本人高齢者女性の2割は認知症になるということを発表しますね。しかし「高齢者の2割」という場合に、その高齢者がどの程度老いているか、何歳以上かがわからないと意味がありません。「65歳以上の集団でやりました」といっても年齢の幅が広くて、65歳の人が多いのか、80歳以上が多い集団なのかによって違いますから、もっと厳密に研究をしないと意味がないのです。

研究は集団を同じ条件で比べて、そして検討しなければなりません。しかし薬物の治験でも、製薬会社と関係した医師には今言ったような「いい結果を出したい」という欲求がある

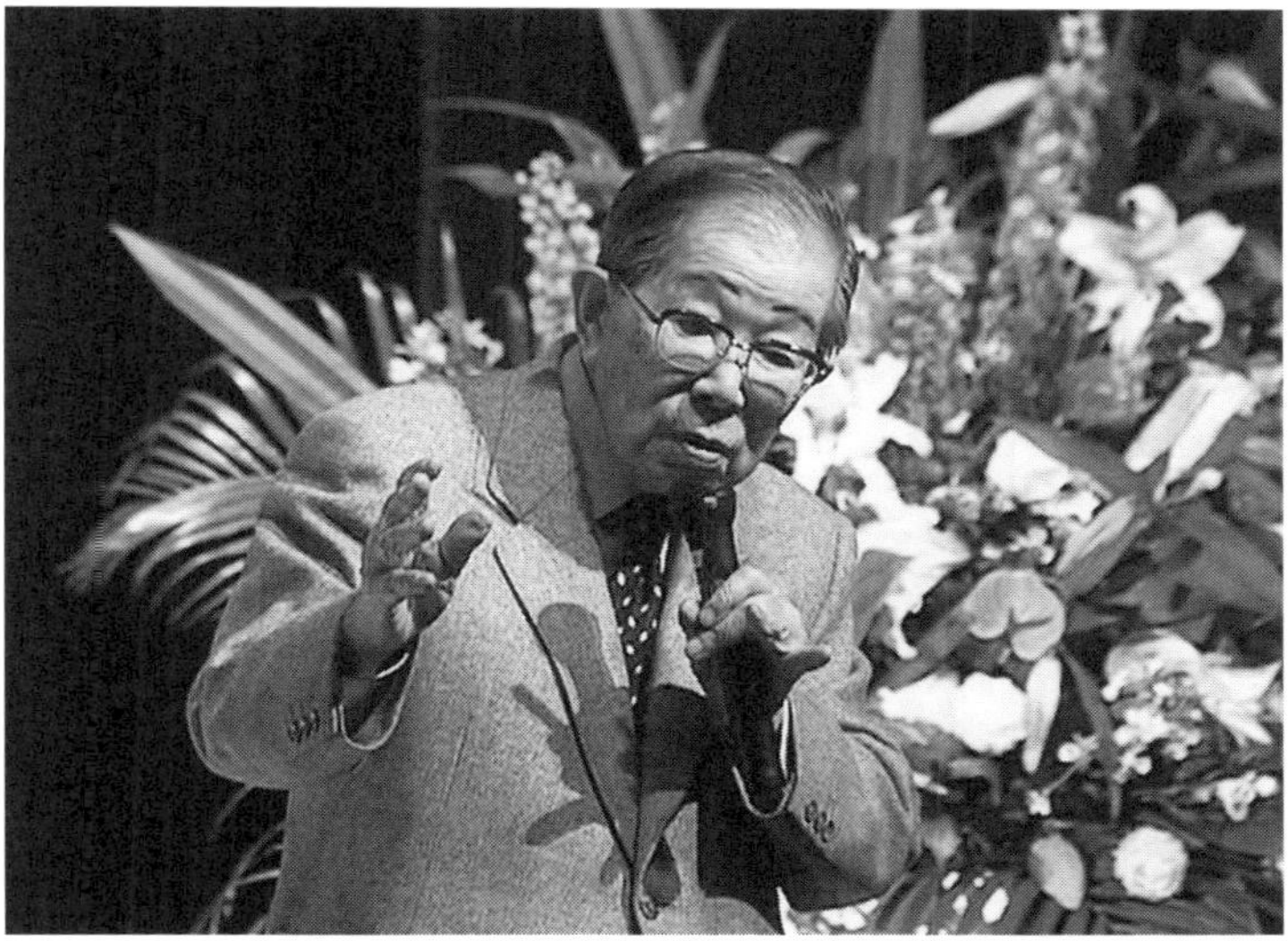

から、どうにも変な状態になって、それでほかの大学の第三者が実験をしてみるとそうはいかないという研究が多いんです。比べてみたら「7割に効いた」と言うんだけれども、条件を同じにしていないから、別の人にやったら全然効かないということもありがちです。

日本の医学部の研究はほとんどが博士を作るためだから、「博士号を取ればいいんだから」という風潮が強く、日本はアメリカに次いで研究が多いのだけれども、今言った厳しい条件でスクリーニングをやっていないから、信用のおける研究は少ないと批判を受けます。

看護の学会発表でも、今までは

「○○人にやったらこうなった。だから有意な差があるんじゃないか」という発表が多かった。ですが、有意差を見るときにそもそも条件が間違っているから、それはコントロールのスタディができないということを、よく知ったうえで臨床成績を発表しないと、あまり意味がありません。

意味のある発表にするためには、これからは研究法として結論に持っていく方法論を勉強することですね。「そんなこと論文に書かないから」というのではなくて、臨床をやるからには、小さな実験でも整った条件において行い、そしてそのデータをどのように読むかということをやかましく言って、信頼性を持たせるようにするべきです。信頼性のある証拠を持って、そしてそのデータから結論を出すというEBMやEBNを常に意識しましょう。

日本の医学は今までけっこういいかげんなことをやっていたんです。最近になって、研究の仕方や論文の書き方に間違いが多いことがわかってきました。そう考えると、今までの教科書とかマニュアルに書いてあることにも、誤りが多いと言えます。医学においてそうなんですから、看護でも間違いがあるのは当然でしょう。今後そうならないようにするためには、きちんと研究をし、人の論文を見て「これはいただける」

「これは症例が多いけどいただけないな」

というような識別する能力を持つことが大切です。この識別する理論もＥＢＮです。

これこそまさに看護の観察

ある病院で、くも膜下出血で脳の手術をした人が、手術後に痙攣《けいれん》を起こすというので、お薬を処方してもらっていました。すると奥さんが患者さんであったご主人に対して、どうも退院してからものを言わなくなって、なんとなく動きも鈍くなったように感じ始めました。

看護師さんに言うと

「先生に言ってください」

と言うので、お医者さんに尋ねると、お医者さんは

「痙攣発作を起こしたら大変だから、そう感じることがあっても薬を飲み続けてください」

と言う。しかしさらに行動が鈍くなってくるので、奥さんがまた看護師さんに言ったら

「あの先生は言い出したら変えないから、一度日野原先生に相談してみてはいかがでしょ

う？」

とアドバイスをくれて、私のところに来たんです。その薬を服用し始めて3カ月してからでした。

患者さんはパーキンソン病のような外見でした。表情も少ない。何の薬を飲んでいるか訊くと、てんかんなどに使う痙攣予防のお薬だということがわかりました。パーキンソン病によく似た症状を起こすのも納得できます。

「その先生に
『先生のお薬を3カ月飲んだところ、だんだん口数が減って動きが鈍くなる気がするんですけれども、お薬の作用じゃないでしょうか？』

と言ったらどうですか」

と言いました。そうしたらその奥さんが
「いやあ、先生の前じゃそんなことはとても言えません」

と言う。

「じゃ、看護師さんに言ったらどうですか」

「看護師さんに訊いたら

『この病院外で誰か知っている先生はいないんですか？』

と言われました」

看護師さんはその医師の性格をよくつかんでいるんですね。その医師はもう絶対に治療方針を変えてくれないと思うから、患者さんには

「無理して通い続けなくていいですよ」

と言ったそうで、結局私が診ることにしたんです。

まずそのてんかんに使うお薬をやめてもらいました。それから診療を続けて数カ月後、外来にいらっしゃったときその奥さんが

「このごろは主人に変化が現れてきました。一緒に歩いていると

『ああ、高い建物の工事があるな』

と言い出したんです」

と言いました。ちなみにご主人は建築の設計士です。

「どういうことですか？」

「今までは真っすぐ歩くことに一生懸命だったから、歩きながら高い所を見られず、ひたすら真っすぐ歩いていました。けれど今は上下左右も見ながら歩いて、高い建物がつくられて

いることにも気づくようになったのです。階段を下りるときも以前は非常に怖がったのですが、このごろは話をしながら下りられるようになりました。主人の歩行が変わってきたように感じます」

私はこの奥さんの観察眼にびっくりしました。これこそまさに「看護の観察」なんです。

「ドライブをするときにも、助手席から真っすぐ前だけを見るのではなく、スッとサイドミラーを見るようになりました」

とも言いました。

その奥さんの言うことがあまりにスマートだったので

「あなたは特別なお仕事をしているんですか？」

と訊いたら

「英語の同時通訳をやっています。もう20年になります」

と言う。さすがに頭の回転が速いわけです。

通訳という仕事に私は興味が湧いたので、ちょっと雑談をしました。

「同時通訳がしやすいのは、どういうときでしょう？」

と訊くと

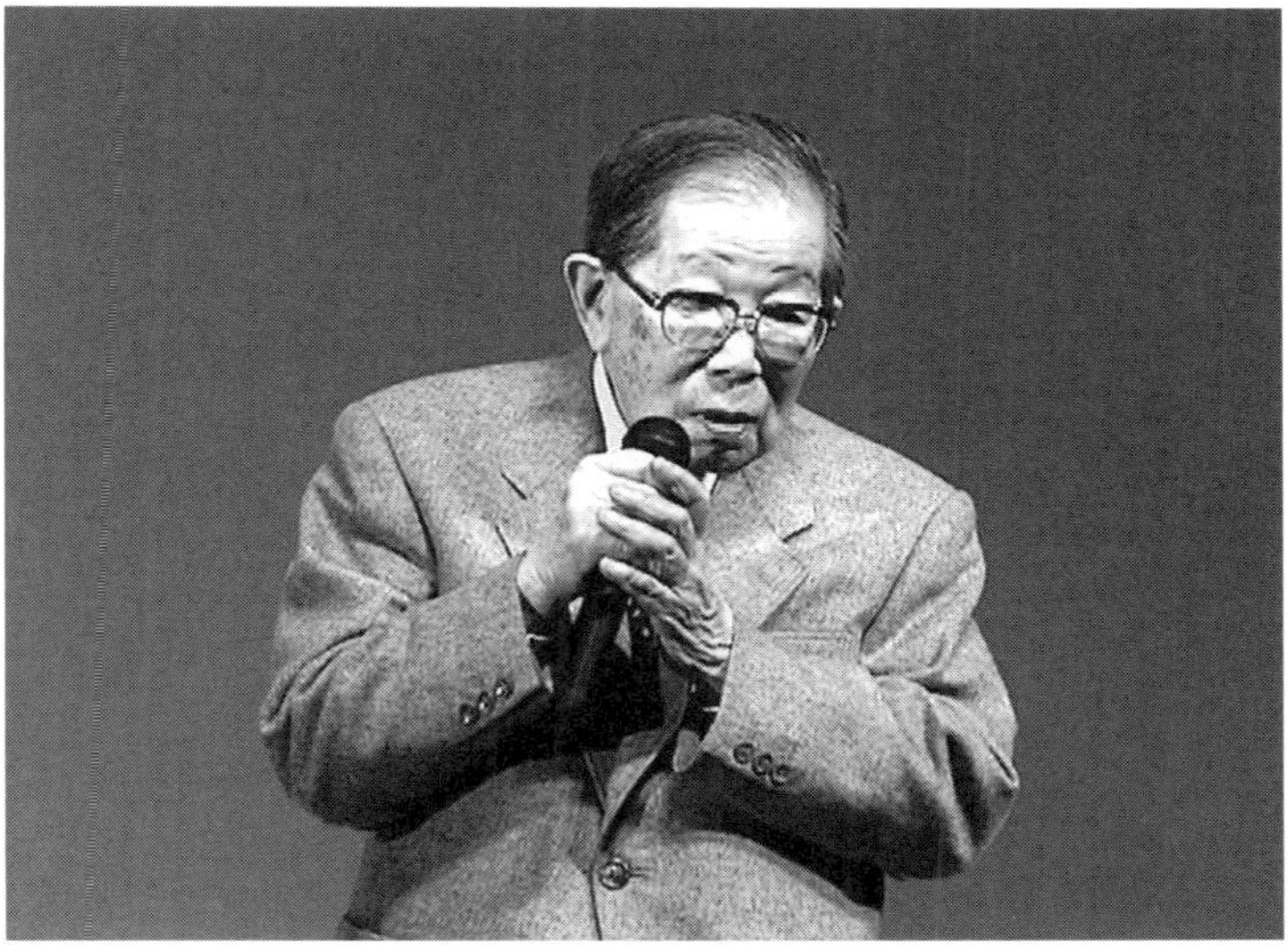

「その人に一貫した哲学、一貫した理論があるときですね」

との答えが返って来ました。「こういうことを私は話したいんだ」ということを事前に言ってくれるから、どんな言葉が来てもそのルールに乗るのでやりやすい。どこに向かうかがわかるからだそうです。ところが何を話すのかもわからないまま始まって、ああでもない、こうでもないとあちこちに話が飛ぶ人は、話を最後まで聞かないと翻訳が始められないから大変だと言うんですね。

日頃からそういう訓練をされているから、通訳でも人の行動でもいろんなものを観察する眼が養われているのだと感心しました。

医学も看護も勉強していない人でも、大切なご主人のために愛を持って観察をすると、お医者さんや看護師さんが見落としていることをピックアップできるのです。私は改めて感心しました。そして、その奥さんは英語ができますから、薬や病気のことをインターネットの英語のサイトで調べて、私が知らないような情報さえも持っているんです。

その後、てんかんのお薬をやめて約10カ月後には、ご夫婦でヨーロッパへ行きご主人が一人で運転して、３０００キロのドライブを楽しまれたそうです。

私は、ある領域において人を観察することに長けた人は、別の領域に入っても秀でると思っています。21世紀の医療や看護というものは、私たち医療関係者だけで完結するのでなく、この奥さんのような論理的な会話がしっかりとできる一般の人々を巻き込んで、診断・治療をすることが必要になってくるでしょう。５分診療で病歴を聞いても情報は全然伝わりませんが、その人が用意した情報を読むと、もう患者さんを診なくても診断がつくようなデータがたくさんある。確実であるものと、不確実であるものとをはっきり区別して、「不確実だがこういうふうに思う」ということと、「こういう証拠があるから確かだ」ということを識別してわれわれに与えてくれれば、私たちがそれを活用する。そんな医療と看護にしていかなければなりません。

「おかしいな」と思ったら、薬を替えてもいいよ

今紹介したような、通訳をしている素人さんが自宅で素晴らしいケアをやっているんですから、皆さんはプロフェッショナルの看護師として、もっとしっかりしなくてはなりません。そのためには、まずナースとドクターがもっと近接しようじゃありませんか。

午後から学会へ出掛ける医師に

「これから学会に行くけれども、患者さんを観察していてもし『おかしいな』と思ったら、薬を替えてもいいよ」

と、そこまで言ってもらえるような関係になりませんか？　それには医師が略して使っている英語やドイツ語が、なんのことだかきちっとわかるくらいでないといけません。酵素の値や、がんのマーカーの値を言われても、そのたびに説明をしてもらわないとわからないような状態では、忙しい医師と信頼関係を構築することはできません。

お医者さんが

「正常値はなんだったかな」

と訊いてきたとき
「先生、35じゃないでしょうか。50ですから、これは正常値から外れていますね」
と皆さんが返したら、ものすごく良い関係が築かれていると言えるでしょう。感謝するお医者さんもいると思います。
看護師さんの発言を、お医者さんが素直に
「ああ、そうだったね」
と言ってくれればいいのですが、何も反応を示さない医師もいるでしょう。けれど皆さんは感謝の反応を欲しそうな顔をしていてはいけません。中には、心では言った通りに受け止めておきながら
「いや、これにはいろんな方法があるから、そうとは限らないよ」
と言って、真っ向から受け取らないひねくれたお医者さんもいることでしょう。
でも皆さんはそういう人とも付き合いをしなければならないのです。そういう嫌な思いをすることがあるかも知れないけれど、皆さんはどんどん医学の知識を取り入れ、カンファレンスの内容が理解できるナースになってください。そうでないと、日本の21世紀の医療というのは良くなっていきません。

先日、救急救命士が医師でないのに気管挿管をしたということが問題になりました。そして「やっぱり良くない行為である」との判断が下されました。医師でないから気管挿管をする資格はないという理由です。しかし私は、あれは良い行為だったと思っています。

私は結果論者なんです。結果が良ければいいと思っているんです。だって人を助けたんですから。助けたんです。どうして救急救命士が気管挿管をしたら悪いんですか？　気管挿管をやって命を助けた救急救命士は表彰するべきです。今、皆さんの病院にいる各科のお医者さんで

「先生、気管挿管してください」

と言っても、挿管ができるお医者さんは、救急と麻酔科を除けばおそらく10人のうち一人いるかいないかでしょうね。その救急救命士はお医者さん以上の技術を持っていたんです。なぜ挿管してはいけないのでしょうか？

今から10年前までは、救急救命士は血圧を測ることすら許されませんでした。その後やっと自動血圧計を救急車に乗せることができたのです。私は救急車に乗って訊きました。

「自動血圧計があるけれど、クルマがこんなに走っていたら使えないでしょう？」

「そうなんです」

「じゃ、どうするの」

「途中で停車して測ります」

一刻を争う状況で走っているのに、わざわざ停車するんだそうです。自動血圧計は動いていたら計測できないんですね。ところが聴診器で測る血圧計であれば動いていても使えます。聴診器はお医者さんのものだ、救急救命士は使ってはいけないと言われてましたが、このごろやっと救急救命士も血圧測定に聴診器を使えるようになりました。

アメリカに行きますと、救急救命士は聴診器の扱いがお医者さんよりも上手ですよ。救急要請のたびに毎日やっているのですから。ＩＣＵで除細動は看護師さんがやっていて、新しくローテーションをするレジデントは、ナースに除細動の仕方を習うんです。

日本で看護師さんが血圧を測りだしたのは、今から18年くらい前ですよ。20年前には、健康診断のときですら血圧測定は、聴診器を使うお医者さんの仕事ということで、看護師さんはノータッチ。

「自分たちは忙しすぎるから、血圧測定も注射も先生の仕事です」

と言っていたんです。でも、看護師さんが注射をやっているところは実際には多いんじゃな

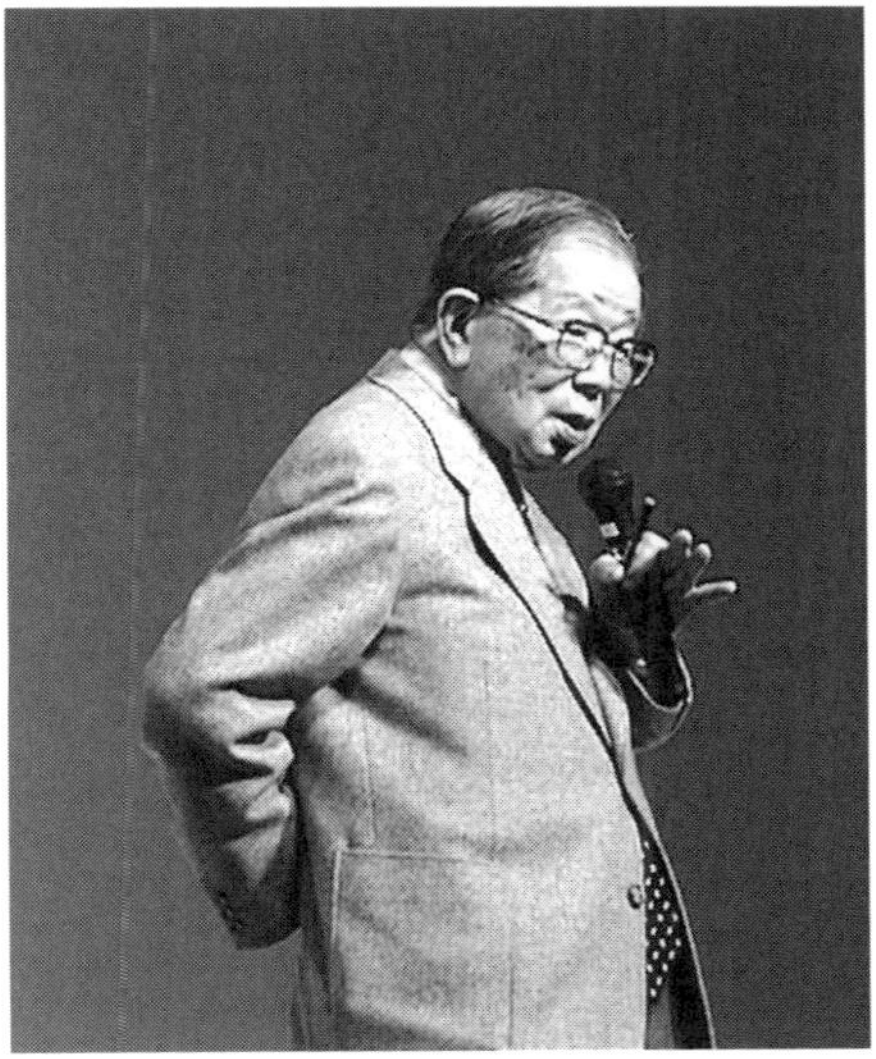

いですか？

厚生労働省の局長に、大学病院以外では看護師さんが注射をしていると言うと

「それはまあ、やってもいいんじゃないですか」

と言います。

「それじゃ『看護師が注射をしてもいい』と、局長から言ってください」

と言ったら

「いやいや。今現場でやっているんだから、わざわざ言わなくてもいいでしょう」

と言って、公に「いい」とはなかなか言いません。

私は外科の手術を見ていて、手先が不器用な医師が縫うくらいだったら、器用な看護師さんに上手に縫合してもらったほうが、よっぽどいいと思うんです。医師でなければやってはいけないということは間違っています。アメリカではドクターでもなくナースでもない人が、助手として大伏在静脈からACバイパスをつくります。心臓のバイパス手術のとき、助手が長い静脈を足から引き抜くのです。医師が胸を開いている間に足をザッと切って、静脈を取り出してさらに3本くらいに切って「さあ、できました」と、まるで料理を手伝っているかのようですが、資格は全然ありません。もし事故があったら、使っている医師の責任だということになっているんです。

こんな例もあるので、私は先ほどの救急救命士の気管挿管の判定は、非常によろしくないと思っています。まだまだいろんなところが不合理です。

MRより人間のレセプターのほうがはるかに敏感

今日は皆さんに、今の日本のような医療じゃ駄目だということをお伝えしています。診断をするのは医師だということが間違っています。看護師さんも診断をするべきです。内科の病棟で皆さんが首から下げている聴診器は、血圧を測るときだけでなくて、もっと使ってもっと耳で聞かないと宝の持ち腐れです。期外収縮があったり心房細動があると、心臓の脈は打ったり打たなかったりするから、脈拍数だけを取っても意味がありません。心臓の心拍を聴診器で聞いて、脈拍と心拍を一緒に記録しないといけません。聴診器の出番です。

その後薬が効いてくれば心拍と脈拍とが一致するようになり、そのときには心不全が治っていて、ちゃんと尿が出て体重が減ります。心不全のときには尿が出ません。

心不全が重いとラシックス®は効きません。ラシックス®を朝注射して、午後になってからでないと尿が出ないのは心臓が悪い人です。注射後30分で効く人は心臓がいい。腎臓がいいんじゃありません。心臓のいい人にラシックス®が効くんです。

外来で患者さんが「体がだるい」「ふらふらする」と訴えました。血圧が高いのかも知れないけれど、血圧は前から高いのにふらふらするというのは、何か別のことが起こっているはずです。けれど

「それは血圧のためですね」

とただ断定をするだけのお医者さんがたくさんいます。

「どうも微熱が出るんです」

と言われても、はっきりしないとなると

「どこかに感染があるんでしょう」

と言って化学療法をやってしまう。けれど微熱というのは、ホルモンで甲状腺からも出るし、あるいは貧血からでも何カ月かの微熱が出ます。あるいは精神的なことからも出る。なのになんとか診断をつけないといけないと思うのか、病名をつくり出してしまうお医者さんがいるのは事実です。診断というのは病名を作ることではありません。

逆に、病名がわからず「病気でない」ことになってしまうケースもあります。よく
「頭がふらふらするからMRIをとってください」

「CTスキャンをしてくれませんか」

と患者さんが言ってこられて、とってもとくに問題がなければ
「なんともありません」

と言うんですが、患者さんは非常に気にされますね。

実際、MRIを見てお医者さんが「なんともない」と言っても、患者さんにはふらふら感があるということはよくあります。MRIでなんともなければ、医師は
「大したことはありませんよ」

と言うけれども、当人はふらふらするから大したことなんです。MRIは鈍感だから出ない

だけで、人間のレセプターのほうがはるかに敏感に現れます。ＭＲＩなど機械で出てこなければ「なんともありません」と言ってしまう医師は無責任です。

心電図では狭心症の診断はつかない

狭心症の発作が出て、どこかへ診察を受けに行ったときには、もう発作は収まっているのが普通です。だから心電図では狭心症という診断はつきません。狭心症が起こっている最中に心電図をたまたまとれば、ＳＴが下がるとか何かがあって診断がつくんですが、15分か20分で発作が治まってから行ったところで、心電図は全く正常です。だから心電図を見て

「ああ、これは狭心症がありますね」

と言う医師は、心臓の病気を知らない医師です。本来であれば

「心電図は何もないですよ。しかし負荷をかけて心電図に変化が現れたら狭心症です。最近極度な緊張や興奮をしたときに、胸が痛くなりませんでしたか？　階段を急いで駆け上ったら胸が苦しくなりませんでしたか？　あるいは食事をいっぱい食べて体を動かしたときには

ありませんでしたか？」

と訊いて、「それはあります」ということになれば
「今の心電図では正常でしたが、お話をうかがうとどうも狭心症のように思いますから、負荷試験をやりましょう」

ということになるんですね。

また、心筋梗塞になってまだ30分くらいのときには心電図に出て来ません。心電図に出ないで、ただ患者さんの胸に痛みだけがある。ですから胸が苦しいからといって救急で来て心電図に何もないと、「なんともない」と判断してしまわず
「30分待ってからもう一度とりましょう」

と言って、2回とって調べるんです。また血液を調べて、白血球が増えていなければ心筋梗塞はない、狭心症かも知れないけれど心筋梗塞ではないと判断できます。虫垂炎のときに炎症で白血球が増えるように、心筋梗塞は壊死が起こるから白血球も増えます。白血球を見れば心筋梗塞か狭心症かの判別はできます。

心筋梗塞で壊死が起こるということは、熱が出ます。壊れて炎症が起こるから熱が出るのですけれども、ショックを起こすほど痛みがひどいときには体温が低下して冷や汗が出て、

後になって熱が出ます。心筋梗塞ではＣＲＰが出なくてもこのような反応があり、狭心症はそれが起こらないという差があります。

自分の体を知っているといざというとき役に立つ

発汗というのは、暑いときと、ショックのときとでは異なります。ある日私の患者さんの奥さんから電話がありました。

「主人が朝起きて、胸が苦しいと言ったので血圧を測ったら、平生１５０と90であるのに80と40しかありません。そして足の裏と腋には冷や汗が出ていて、足の裏は冷たいんです」

これを聞いただけでショック症状だとわかりましたから

「それは大動脈が破れたか、よっぽどひどい心筋梗塞か、あるいはどこかの内臓が破れたかのいずれかです。お宅から聖路加までは救急車でも時間が掛かるから、近くの日赤センターにすぐ行きなさい。私が電話を掛けておきます」

と伝えました。診断の結果、大動脈が破れていました。

これは奥さんがご主人の平生血圧を把握していて、それが今回大きく下がって、そして冷や汗が強くあったことから、「ショックの定義に合致する」とすぐ判断できたのです。おそらく尿も出なくなっていたでしょう。こういう情報を患者さんやご家族が提供してくれれば、私が直接診なくても、診断をすることはできるんです。

私たちはこのごろ、患者さんに心電図のとり方を教えています。体温計で熱があるかがわかるように、自分で心電図をとってみれば簡単なことはよくわかります。

各自が自分の癖を知る、自分の脈はいくつかなどを知っておくことはいざというときにたいへん役に立ちます。皆さんは、シドニーオリンピック女子マラソン金メダリストの高橋尚子さんの安静時の心拍数を知っていますか？　33だそうです。人間の体というのは面白いですね。訓練すると心拍数が33になるんです。走っているときは１２０よりも上がらない。普通の人は１５０になります。１５０になると心臓はアップアップするけれども、高橋さんの場合はしっかり１２０打つ。そのためには平生は30くらいにしたほうがいいんですね。その代わり心臓は普通の成人女性の2倍くらいに大きい。毎日毎日30～40キロを走っていると、体はそうなってしまうんですね。体はある程度やせてないと走れないので減食していたそうです。自分の体を知らないと診断がなかなかつかないことがたくさん出てきますが、知っていれば調子が悪くなっても原因が大体わかります。

安静にしていたから治らない

看護ではすぐに「安静を」と言いますが、じつは睡眠以外のときには寝ていることが人間にとって一番良くないんです。あらゆるときに一番悪い。だから絶対に安静などということはあり得ません。

絶対安静をするというのは、宇宙飛行士のように重力のないところでふわふわと漂っているような状態だから、骨はぼろぼろになるし、腸のぜん動は止まるから便秘はするし、胃の働きは落ちるし、呼吸機能は落ちるし、そして安静にしているから立ち上がったときに血圧が下がってしまいます。しばらく使われていなかった自律神経の調節機構が機能しなくなるといったことが、安静によって引き起こされるのです。ところがみんな

「安静にしていたにもかかわらず病気が治らない」

と言うんです。そうじゃなくて、安静だから治らないんですね。

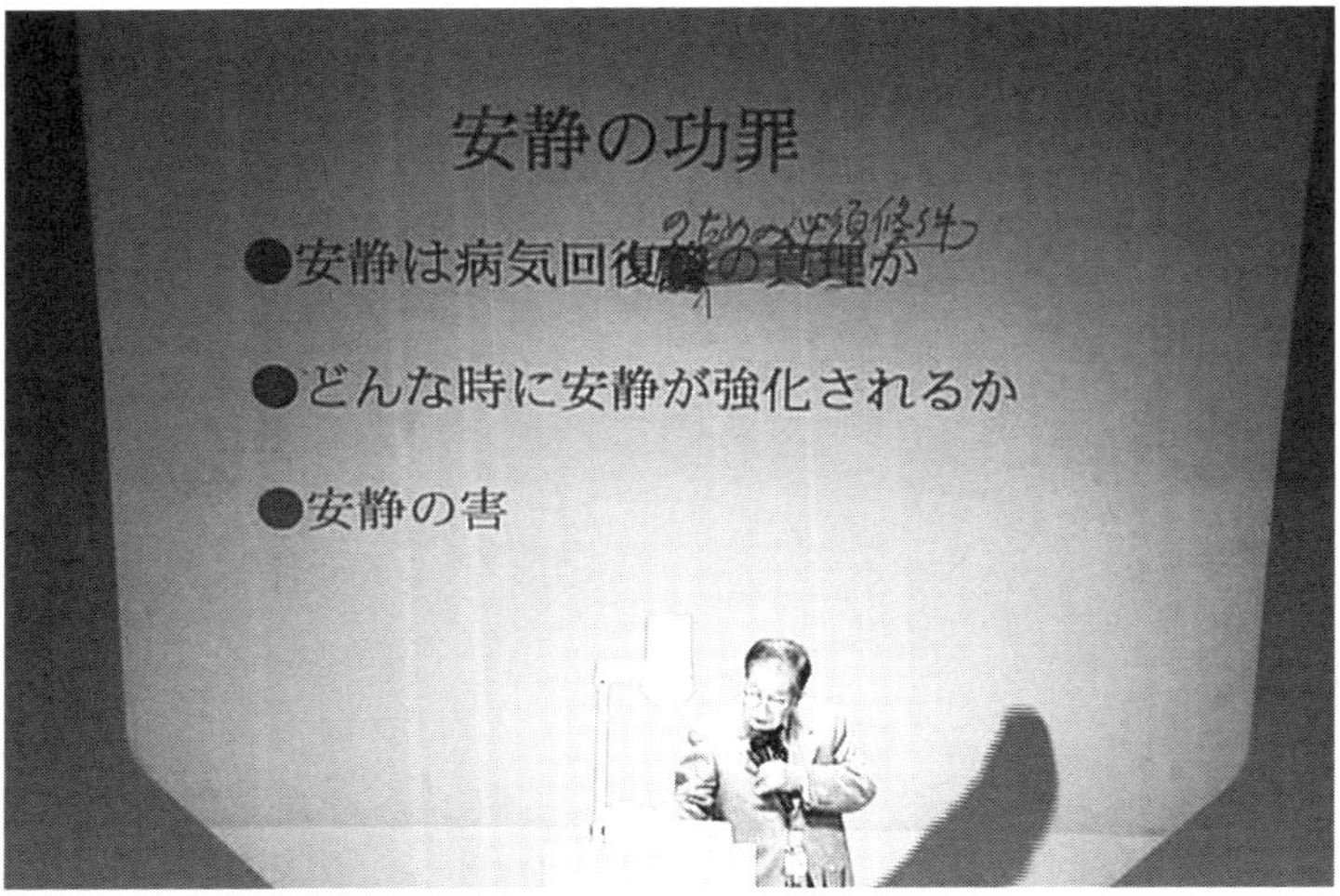

心不全になって寝ているのは良くありません。アームチェア療法がいいので、座りなさいと言って椅子を勧めます。

私たちは、睡眠時以外は起きているのが当たり前です。だから寝るんだったら座っているほうがいい。そしてベッドの上で座ることほど不安定な座り方はありませんから、ちゃんとソファか体に合った椅子に座るべきです。さらに足を高くすればなおいい。室温がある程度温かければ薄着でもいいし、寒く感じるようであればたくさん着ればいい。あらゆる病気でベッドに寝ているのが一番ということは、間違いです。

このように別の角度から見ると面白い観察がたくさん出てきます。

副作用がないことも良薬の条件

今、日本では高血圧が多いと言われています。高血圧の薬でよく効くのは、1錠5ミリグラムのカルシウムブロッカーで、それを飲むと血圧170の人が140になるよく効く薬だと言われていました。ある病院で男性患者さんにその薬を処方して、最初は血圧が落ち着いたのに、しばらくするとまた血圧が高くなって来院したそうです。お医者さんが

「ちゃんとお薬を飲んでいますか?」

と訊いたら

「あー、いや、ちゃんと飲んでいるんですけれど」

と答える。医師はしっかり飲んで血圧を下げてほしいと思って

「1回に飲む量を2倍に増やしましょう」

と言いました。

けれど、その男性が飲まないのには理由がありました。その降圧剤を飲むと性欲がなくなるからだったのです。なんとなく変だと感じたけれど、お医者さんには言いにくいことだか

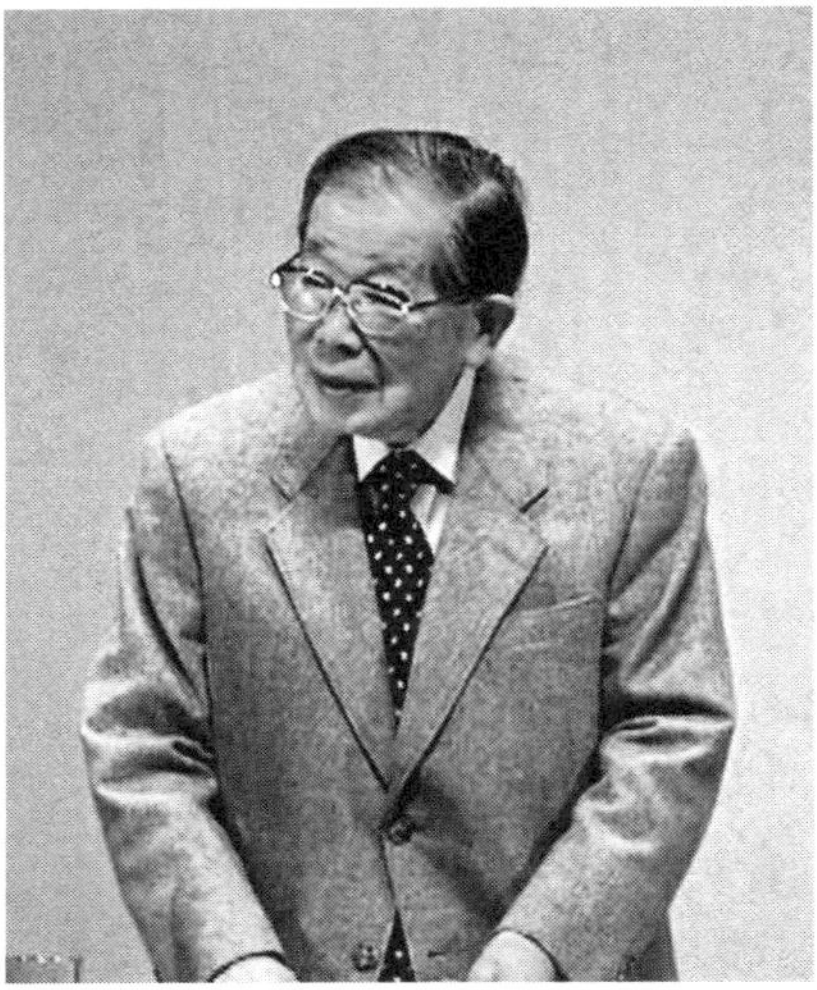

ら「飲んでます」とかなんとか言って、ごまかしてしまうんですね。

失禁するとか、性欲が落ちるということは、コミュニケーションがうまくとれていないと話せないことです。降圧剤に限らず良い薬というのは他人に言いづらい副作用がないことも重要で、副作用がなければ効きめが緩やかでも、その人には合っている薬なんです。今までは効きめだけで薬の良しあしを決めていたのが、患者さんのＱＯＬを考えるようになって、持続して使えて、しかも副作用がないものを良い薬とするように判断基準が変わってきています。

医師には言いづらいことを患者さんから聞き出すというのは、看護師である皆さんの真骨頂でしょう。これからはお薬の処方にも、皆さんの力が必要とされるのです。

以上で私の講演を終わりたいと思います。

5章

バイタル・サインは生きてる証拠

正しい血圧の測り方を知らない人が依然多い

私は今、高齢者の定義を変えて、75歳以上を新しい高齢者と定義づけたいと思っています。現在の65歳以上という高齢者の定義は、40年前に平均寿命が53歳のときに決めたものです。今は平均寿命が80歳じゃないですか。だから75歳でもまだまだ若いのではないかと思っているんですが、まずは75歳以上で新たな高齢者の運動を展開しようと思って「新老人の会」というのを発足させました。75歳以上の元気な人を集めて「これからみんなで生産力になりましょう」と言い合っているんです。年金をもらっていても、75歳まではまだ高齢者じゃないんだという認識を国民に持たせないと今の経済に乗ってこない。厚生労働省は喜ぶでしょうけど、厚生労働省が言うわけにいかないから、民間のパワーで変えていこうと思っているんです。

沖縄は最高の長寿の里であるということは世界でもよく知られていますので、ここでしたら85歳以上を新高齢者としてもいいですね。85歳以上で「新高齢者の会」をつくりましょうか。

さて、今日はまず血圧の話をします。皆さんご存じとは思いますが、聴診器を使った血圧の測り方のおさらいです。

カフの圧を抜き出して血流が流れ始めるとき、血管音がきれいにタン、タンと聞こえます。血管音は収縮の音だけですからタン、タン。この最初のきれいな音が出るところがスワンの第1点で最高血圧。そこからだんだん落としていくとタン、タンがザー、ザーという濁った音になって、ここが第2点。またきれいなタン、タンになるところが第3点。そのタン、タンが急に弱い音になるところが第4点、そして音が消えるのが第5点です。第4点と第5点どちらかを最低血圧としています。しかし第4点は非常に短くて弱いので識別しにくく、キャッチできないから消えた辺りをもって最低血圧とする医師もいます。耳が遠くなった高齢の医師にはこういう方が多いんです。

簡単なことなのですが、血圧の測り方を知らない人が依然として多いように感じます。

私の診療室では、アネロイド血圧計が壁の高いところに掛けてあり、日頃患者さんには私の横のベッドに寝てもらって診察をしています。先日見学に来た研修医が、看護師さんに「血圧計は置く場所が間違っているんじゃないですか？　先生の目線に高さを合わすべきじゃないですか？」

と言いました。水銀血圧計を見る場合は、下や上からだと見にくいから水平な目線で見るんですが、置く場所は上でも下でもどこでも同じなんです。ただし、マンシェットを巻く高さが心臓の位置と同じでないと正しく測れません。心臓より高い位置だと血圧は下がってくるし、心臓よりも下だと血圧が高くなるので、マンシェットの位置には注意が必要です。デジタル式や針で示す方式の血圧計の場合には、大きくて壁に掛けたほうがよっぽどわかりやすいから、私はそれを使っているんです。しかし、こんな簡単なことがわかっていないとは、基本的な教育が落ちていると私は思います。

心尖拍動を診て心臓の大きさを測る

ある患者さんの血圧を測ったところ、200近くになりました。緊張していないかと尋ねても、ご本人は緊張などしていないと言っています。

「自宅に血圧計はありますか?」

と訊いても

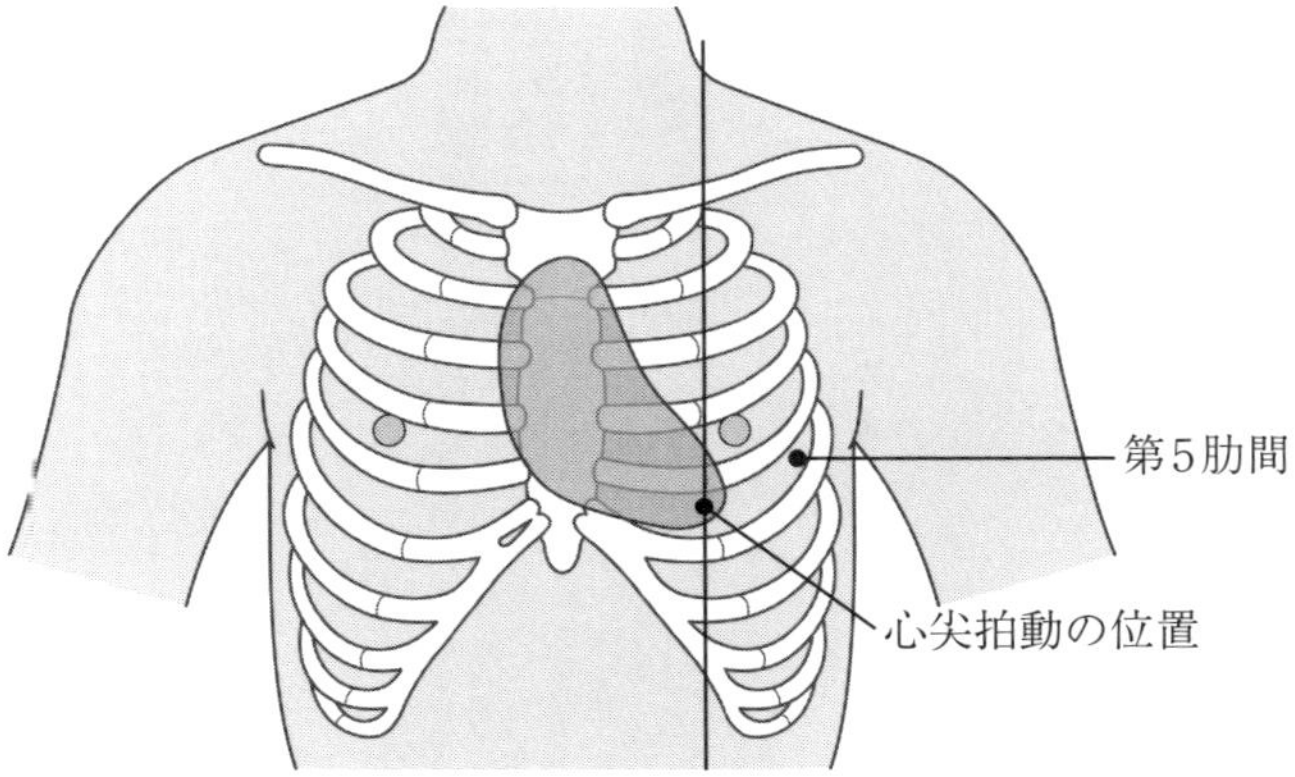

心尖拍動が乳首より内側にあれば心臓の肥大はないと判断できるので、平生は血圧が高くないとの結論に至る

「ないです」

と言うから、ご本人に測ってもらうこともできない。

　このようなとき、私は心尖《しんせん》拍動《はくどう》を診て、心臓の大きさを測っています。２００近い血圧が自宅でも多々あるのであれば、当然心肥大があるはずです。だから心臓の大きさを調べて、平生から血圧が高いのかを確認するんです。心尖拍動が第５肋間で乳首の線よりも外側にあると、心臓が大きくなっているから常に血圧が高い、内側にあるようだったら、平生は血圧が高くないと判断します。だから皆さんも、血圧が高いときには心尖拍動を診て、心肥大があるかないかを確認すれば、感情的になって一時的に血圧が上がっているのかどうかがわかります。

心尖拍動が仰向けではわかりにくいときには、左側を下にして横向きに寝てもらってから当てると触れやすくなります。この患者さんは心尖拍動が乳首の線より内側にあったので、心肥大はありませんでした。帰りがけに看護師が測定すると155まで下がっていました。

今90以上の看護大学があるにもかかわらず、このようなことは教えていません。私は、看護師が聖路加に就職するときに
「あなたは心尖拍動を診られる？」

と訊いているんですけれど、訊かれた人はたいていてい変な顔をしているんですね。

「それはお医者さんのすることだ」

とでも言いたげな表情です。

「喉をあーんしてください」

「舌をべーってしてみてください」

と言うでしょう。それと心尖拍動を診るのとでは、どこが違うんでしょう。触ればわかることですから同じです。

けれど今

「喉を開けてごらん」

「脈は多いね」

などと言うのは素人さんがやる時代です。プロである皆さんは、それ以上のことをしなければなりません。ぜひ心尖拍動を診るくらいのことはできるようになってください。

心電図の読み取りは簡単なパターン認識

私は90歳を超えていますから、少し過激なことを言って死のうと思っているんです。お医者さんでなく皆さんが医療行為をしても、結果さえ良ければいいんじゃないかということをつくづく感じています。患者さんが楽になって助かればそれでいい。

医療というのは何でしょうか。医学と看護とは分けられないし、看護と介護も分けられません。同じ傘の中にあります。日本は、医学部と看護学部というふうに縦割りでしょう。例えばカナダのマクマスター大学にはヘルスサイエンスの科があって、そこにナーシングとメディカルがある。全部同じ傘の下なんです。だからナースプラクティショナーが診察や処方ができるんです。訪問看護では患者さんががんで亡くなったら、ドクターが行かなくてもナースが電話で連絡をすればいい。ドクターはサインをするだけです。

もちろん訪問看護をする人には医学的な診断能力がないと危なくてしょうがない。訪問看護が許されるからには、看護師さんは診断ができなければいけません。

患者さんを見て

「何か元気がないな」

と感じながら血圧を測ったら少し下がっていた。もしかしたら、それは無痛性の心筋梗塞を起こしたから血圧が下がっているのかも知れません。足の裏とか腋の下を見て、冷や汗があれば、これは心筋梗塞か大動脈解離だと気づいていただきたい。確認のために心電図をとってみるのもいいでしょう。心筋梗塞であるとわかったら、すぐに医師に電話を掛けて

「心筋梗塞だからすぐにベッドを確保してください」

と言うことができます。

訪問看護師にはこれくらいの診断がつかないといけません。私は東京で、訪問看護のナースを対象とした心電図の研修をしています。普通、中級、上級の三つのコースがあり、上級を取った人は、パッと見て

「これは後壁梗塞があります」

と言えるんです。研修医よりも高い判断能力が身についています。心電図の読み取りは、パターン認識だから簡単なことで、難しくはありません。それをお医者さんにしかできないことだと考えているのは間違いです。現在はまだ「看護師は医師の診療の補助をする」という、50年以上前の法律がそのままになっています。これを大きく変えなければなりません。

法律が改正されるまでは、皆さんが医療行為をしても訴えられることがないように、お医者さんは理解のある医師として、本人がやったように印象づけられればいいんですよ。

「日野原先生は過激なことをおっしゃる」

とよく言われるんですが、私は、時には法律は破るくらいでないと良くならないと思っています。

私が、減塩療法は10グラム以下にしないと

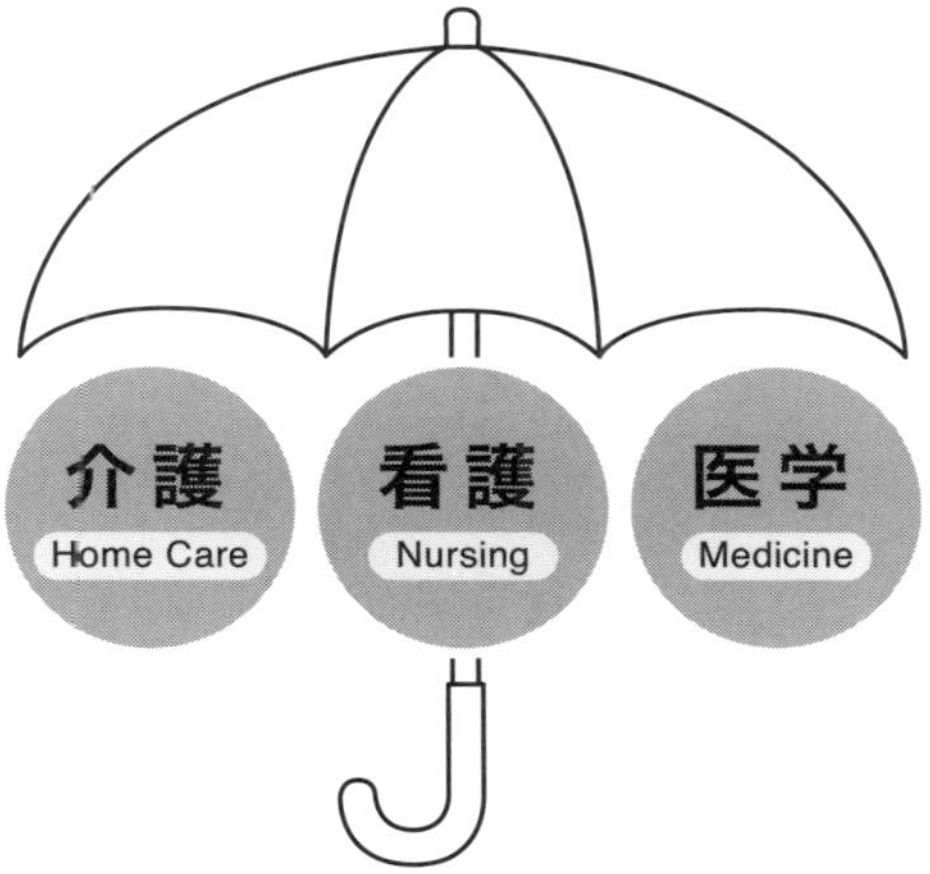

看護も医学も介護も、同じ傘の下にある

意味がないんだということを、10年以上前にパンフレットをつくって言い始めましたら、当時の厚生省が「厚生省の方針は12グラムですから、10グラムと書かれると困ります。あのパンフレットを全国にばらまかないでください」と言ってきたため、たくさん印刷したのに倉庫で積まれたままになってしまいました。しかし今、厚生労働省は「健康づくりには、塩分を1日10グラム以下にしなさい」と言っています。どうやら私が言ったことは20年後くらいになって、ようやく認められたようです。

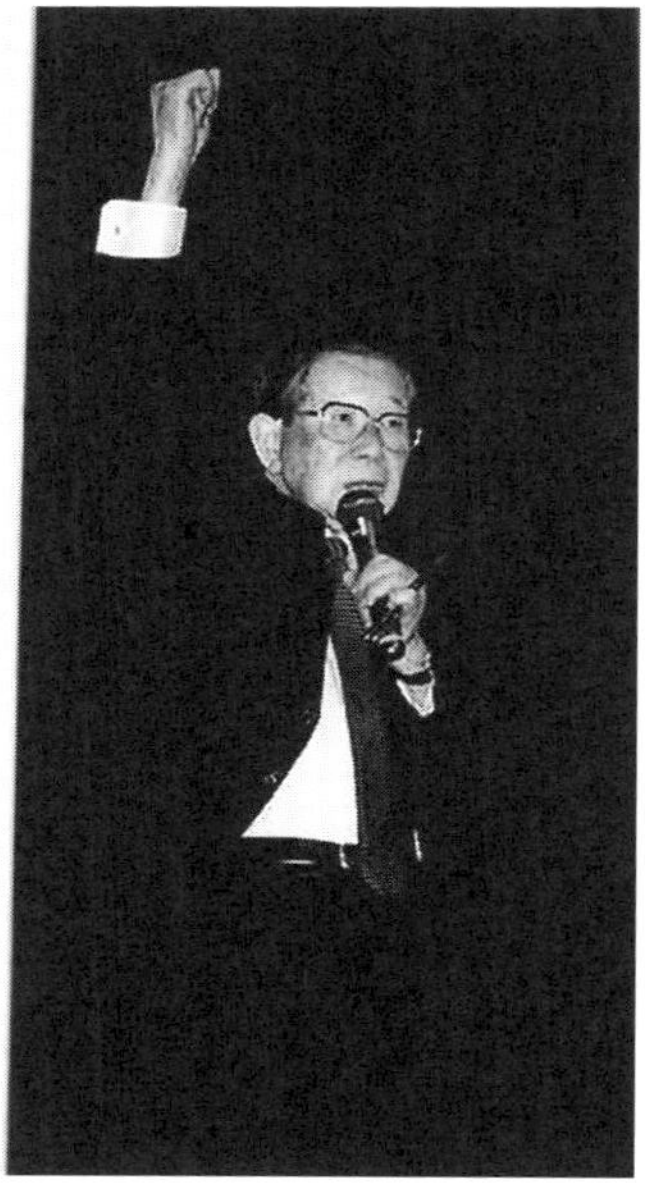

私はかつての「成人病」を「習慣病」と呼ぶべきだと25年前から言ってきて、4～5年前にやっと「生活習慣病」に変わりました。そうなると今主張していることが世間で認められるようになるまでには、私は120歳まで生きないとどうしようもない。大変です。

看護の学び方として、基礎看護を学んでから臨床看護に入るという考え方が一般的ですが、皆さんが臨床看護の実践を積んでいる間にも、基礎看護のレベルは上がっています。だから常に高くなった基礎看護を土台として身につけながら、そして高い専門ナースになるように努力すべきだと思います。スタンダードが変わってくるのだから、どんなベテランナースでも「基礎看護はもう済んだことだ」と考えるのは間違いです。

医学を知らないと看護はできません。先ほど述べたように、医学と看護は同じ傘の下にあるんですから。

医学はどんどん変わります。薬の使い方から、血圧だって、血糖だって、あんなに変わるじゃないですか。糖尿病の基準は血糖値100以上であったのが今度は126まではいいとか、コレステロールは250以上を高いとしていたのが200まで下がって、今度また220というような数値も出て来ているというふうに、スタンダードは変わるんです。変わるのに合わせて私たちも新しい情報を取り入れて、古い情報と交換しなくてはなりません。

案外最新情報が漏れている研修医もいますから、皆さんが間違いに気づいた際には「先生、そうではないようですよ」と、勇気を持って言えばいいんです。遠慮する必要はありません。もちろん上手な言い方を

名前は大いに利用してくださって結構です。

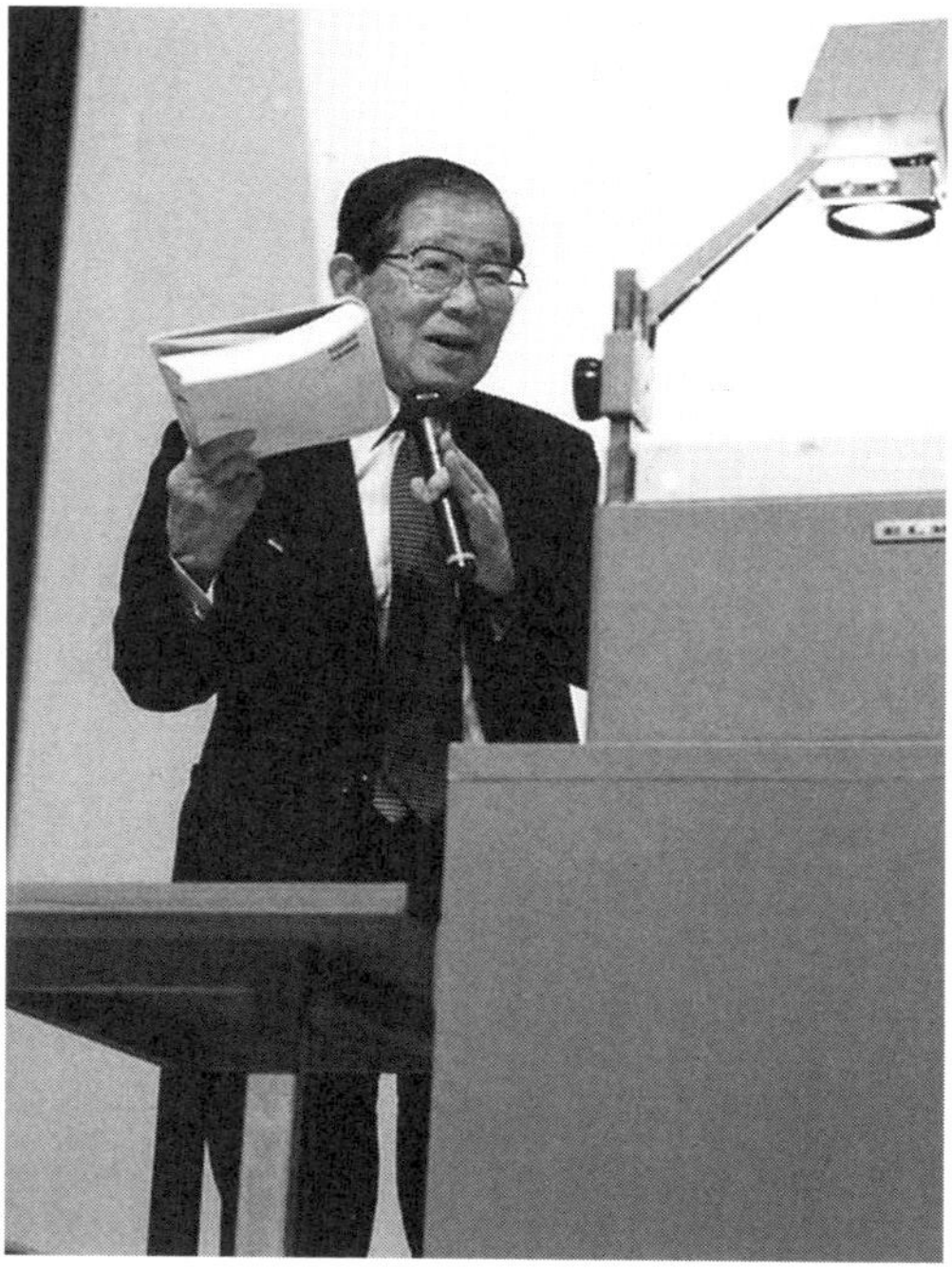

してください。

「先生が間違っています」

などと言うと、とんでもないことになりますから。例えば

「日野原先生が推奨されている中山書店の本には、こう書いてあるんですが」

と言うと、恐れをなして

「あ、そうですか。見せてくれますか？」

となるかも知れません。私の

バイタル・サインは生きてる証拠

皆さんは、毎日患者さんのバイタル・サインをカルテに書いていると思います。カルテと言えば少し話がそれますが、これから電子カルテの時代になってきます。電子カルテになると、メモ用紙などは要らなくなります。カルテ保管用の倉庫も要りません。全部コンピュータで記録と管理をするわけですから。その代わりカルテも看護記録も本当に必要なことだけを書かないと大変なことになります。一度書いたものは消えずにずっと残って、それで統計を取るようになりますから、間違ってインプットすると大変なことになります。

日本では島根県立中央病院ですべてのカルテの電子化を始めました。聖路加国際病院でもカルテの電子化をするために、今いろいろな実験と検証を行っているところです。写真もフィルムレス。コンピュータ画面にきれいに出て、必要であればプリントアウトもできます。しかし本当に残すべき看護記録、あるいはレジデントに必要な記録となると、今はまだまだ余分なものが多すぎます。もっともっと簡便にしなければなりません。

カルテの電子化を機に、看護師さんが看護記録に掛ける時間をもっと減らすことができないか、私は今一生懸命に考えています。手間と時間を半分以下にすることはできないでしょうか。病室に入ってもコンピュータ画面ばかりに顔が向いて、患者さんをろくに見ないような状態になってしまったら、電子カルテ化も意味がありません。もっとナースがベッドサイドに行って、患者さんと話ができるようにしないといけないと思っています。

さてバイタル・サインのお話です。病棟において、皆さんは患者さんのバイタル・サインをつかんでいなくてはなりません。

脈や心拍、呼吸、あるいは血中の酸素濃度や炭酸ガスの量というものは数字で出てくるから、それを読めばいいでしょう。しかし数字を読むだけではなく、酸素が不足しているとか、炭酸ガスが増えすぎているとか、pHが正常値を超えているなどを確認したら、「輸液を間違ったからこうなったのではないか」ということを判断して、そしてそれを医師に伝えなければなりません。ここまでやるのがこれからの看護師です。

私が聖路加の大学院で教えていた4～5年前までは、実習で看護師さんがお互いに動脈採血をやって、動脈採血をやられるとどういう感じを持つかを体験させていました。そして血液の酸素や二酸化炭素を分析してアシドーシスやアルカローシスのことを調べさせてきたんです。そうすると、レジデントが病棟でやっている輸液の半分くらいは間違っているのが、ナースにはわかるようになります。

皆さんの病院でも、輸液などの訓練がなくて、けっこういいかげんにやられているケースが少なくないと思います。しかし看護師さんも輸液などをはっきり読めるように訓練をすると、こんなに面白いものはないんじゃないでしょうか。理屈どおりにいくんですから。

バイタル・サインは「生きている証拠」です。もっと詳しく言うと「生体の生きていることを示す心身の所見または反応」がバイタル・サインです。意識はどうであるか、感覚はどうであるか、神経反射はどうか、瞳孔はどうか、顔色はどうであるかというのは、みんな私たちの意識や神経系の反応です。これらをバイタル・サインと言うんです。心拍、脈拍、血圧、体温、発汗、排泄、嚥下、こういうことは全部私たちの生きている証拠になっています。呼吸にしても、呼吸の数だけでなく、呼吸の形がどうであるかということまでバイタル・サインなんです。

私たちはこの地球上に生まれました。周辺にはいろんな資源があります。水とか酸素、太陽エネルギー、私たちの食事もそうですね、資源です。私たちはたくさんの資源をもらって、そうして体の中で上手に使うことで、生活ができている。動くことも、考えることも資源のおかげでできるんです。行動する人間、考える人間を存在させるために、資源を摂って、処理して、そして老廃物を出しています。二酸化炭素も老廃物の一つです。行動したり考えたりした結果生み出されるアウトカム、これが医学や看護では重要なんです。

先ほど「生きていることを示す心身の所見または反応」がバイタル・サインであると言いました。私たちが所見というのは、外から具体的に証明づけることのできることを指しています。患者さんの言うことは所見ではありません。目や耳や手で感じた客観的に存在するものを所見といいます。患者さんが言うのは兆候です。頭が痛いとか熱っぽい、これは兆候です。所見というのは、見たり、聞いたり、触ったりして判断することです。

呼吸というのは息をすることですね。人間が「生きる」という言葉から「いき」という言葉ができて、昔は「いき」がなくなったとき、つまり呼吸停止で、その患者さんは亡くなったと判断していました。心停止でなく呼吸停止を確認して、

「ご臨終です」

と言ってナースステーションに帰ったら、患者さんのご家族が

「父が動き出しました」

と言いに来たというのはよくあったんです。今は心臓の音が聞こえなくなっても、心電図が

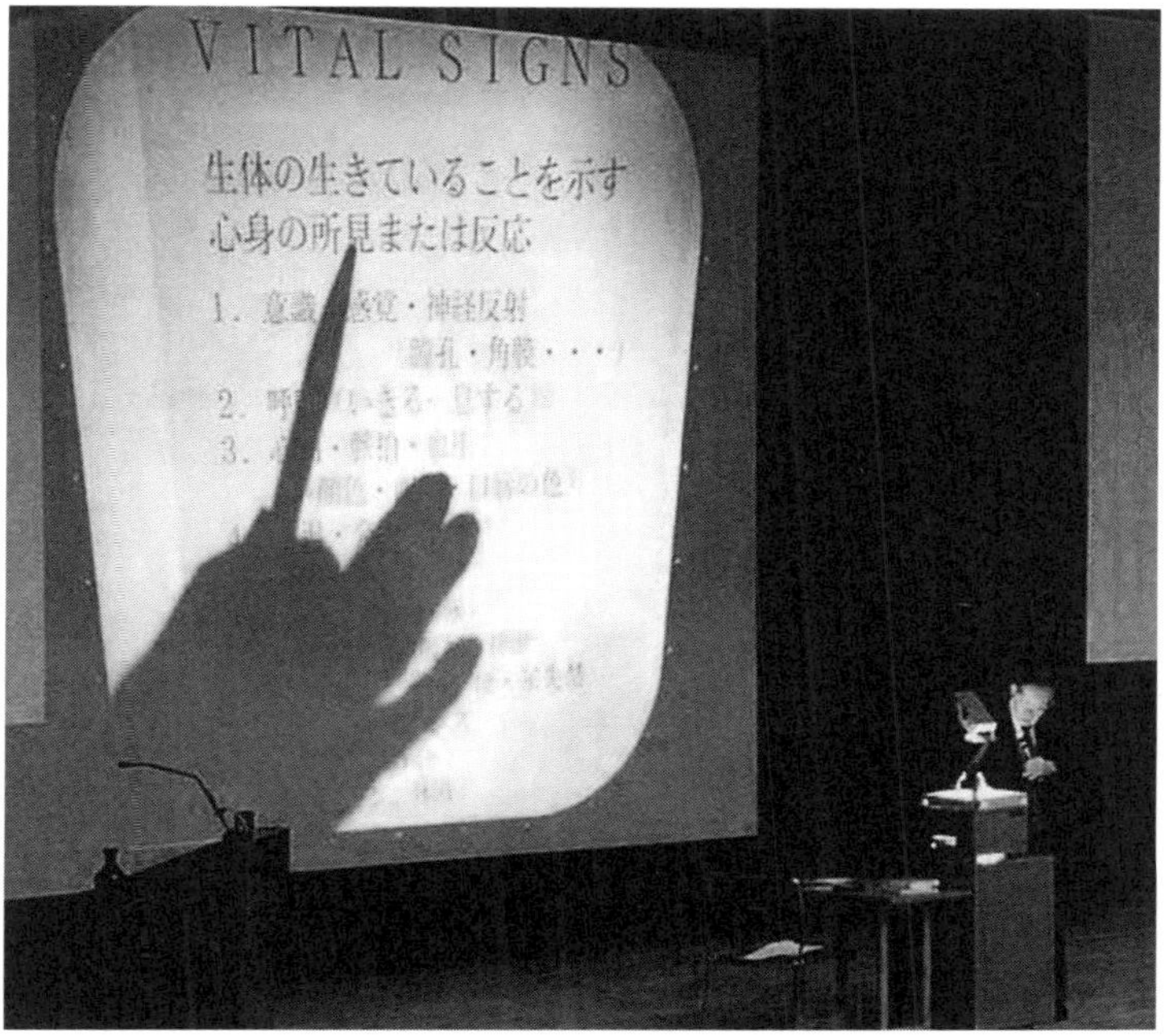

止まるのを待ってから死と判定します。それでも心電図が止まってからちょっと叩いたり揺さぶったりすると動きますよ。ですからドラマのように患者さんのお嬢さんが、「お父さん！」と言ってご遺体に体を投げ出すと、心臓が打ち出すという可能性もあります。

　私はホスピスでは、末期がんの患者さんの場合、呼吸停止でもうすぐ亡くなるということを、ご家族にはっきり言っています。

「最後の息になりますからお別れしましょう」

と言うんです。そして心臓が止

まってしまうまでに、患者さんの好きな音楽を流してご家族の感情を緩めています。患者さんは、目は見えなくなり血圧が下がっても音は聞こえるようです。

「この美しい音楽が聞こえますか？　お嬢さんのテープが聞こえますか？　聞こえたら握ってください」

と言うと、手を握る反応をします。そのときのご家族のうれしさ、ものすごく密度の濃いコミュニケーションですね。そういうことを私はいつもターミナルでやっております。

血圧低下によるショックで饒舌になる

血圧低下によるショックのときのバイタル・サインというのはどういうものでしょうか？　皆さん、ショックを起こすと意識がぼんやりすると思っているようですが、そうじゃないんです。血圧の低下で脳に酸素が不足すると興奮するんです。だから饒舌になるんですね。平生あまりしゃべらない人がおしゃべりになるというのは、脳の酸素不足の可能性があると判断できます。それがさらに進むと意識が下がってきます。

またショックのときには、脈拍は小さくなって、徐脈が起こります。徐脈の場合、痛みはモルヒネで止めます。心臓が痛いときにモルヒネを処方するというのは、何か心臓を悪くするようなイメージがあるのですが、これは痛みを止めれば元に戻るから、モルヒネは与えたほうがいいんです。

子宮外妊娠などで出血をして血圧が低下したときには、頻脈が起きます。頻脈のときは、血圧を高くするお薬を注射するのではなくて、出血なんだから輸液をしなくてはなりません。輸血をしないとこの頻脈は治らない。

ショックの人の血圧は、たいてい最高が80以下になっています。けれどそれも平生の血圧がどうかというのが問題で、80という値で判断するものではありません。私はこのごろ最高血圧が110から120あるんですが、60歳くらいまでは98とか95でした。あの頃私がぶっ倒れて血圧が95だったとしても、なんともないんですね。これが50くらいに下がれば、ショックかも知れません。ショックというのは「血圧がこれ以下の場合」と定義することができないんです。平生に比べてそれが30～40低い場合にはショックと言えますから、平生200の人が120になると80も下がるからショックです。

それからショックになると尿が出なくなります。尿量をカテーテルで測定して、1時間に

20ミリリットル、1日に240ミリリットル以下であったらこれはショックの状態ですから、輸液をするなどの処置をしなくてはなりません。そして導尿をするなどして尿の測定を続けることで、ショックが治ったかどうかがわかります。

足の裏が冷たいとか、腋に冷や汗があるというのはショックで、非常に危険な状態であることを示しています。私は日頃から患者さんを教育して、

「血圧が下がっても冷や汗がなければ大丈夫」

と言っています。ですから訓練された患者さんは、

「血圧が平生よりも40下がって、足の裏が冷たく汗も出ています」

と、血圧だけでなく足の裏の状態も一緒に電話で伝えてくれます。私たちはそれだけで大動脈が破れたか、内臓が破れたか、あるいは心筋梗塞がひどいかの緊急事態だとわかりますから、

「すぐに救急車で近くの病院へ行きなさい」

と指示することができるのです。

体の外の気温で体温も変動する

体温の話をしましょう。

今、電子体温計を使っていますね。あれを腋にはさみますと1分後には電子音がします。あの鳴る音は、皆さんはそばにいて聞こえますか？　患者さんご自身は聞こえてますでしょうか？　患者さんに訊いてごらんなさい。

「聞こえたら言ってください」

と言うと、いつまでも言わない人がいますよ。それで患者さんの年齢がだいたいわかります。若い人は聞こえるけれど、年を取ると高い音は聞こえないんです。

電子体温計はなぜ1分で測れるかというと、コンピュータが計算しているからです。体温計を腋に入れて、体温が上昇していくカーブを予測して、10分後に到達する平衡温を計算するんです。だから1分で測れる。こういうしくみを知ったうえで使ってください。

電子体温計でも、予測式と実測式の2種類があります。予測式というのは今述べた1分間で体温が計測できるもので、実測式というのは水銀体温計と同様、平衡温になるまで腋に入

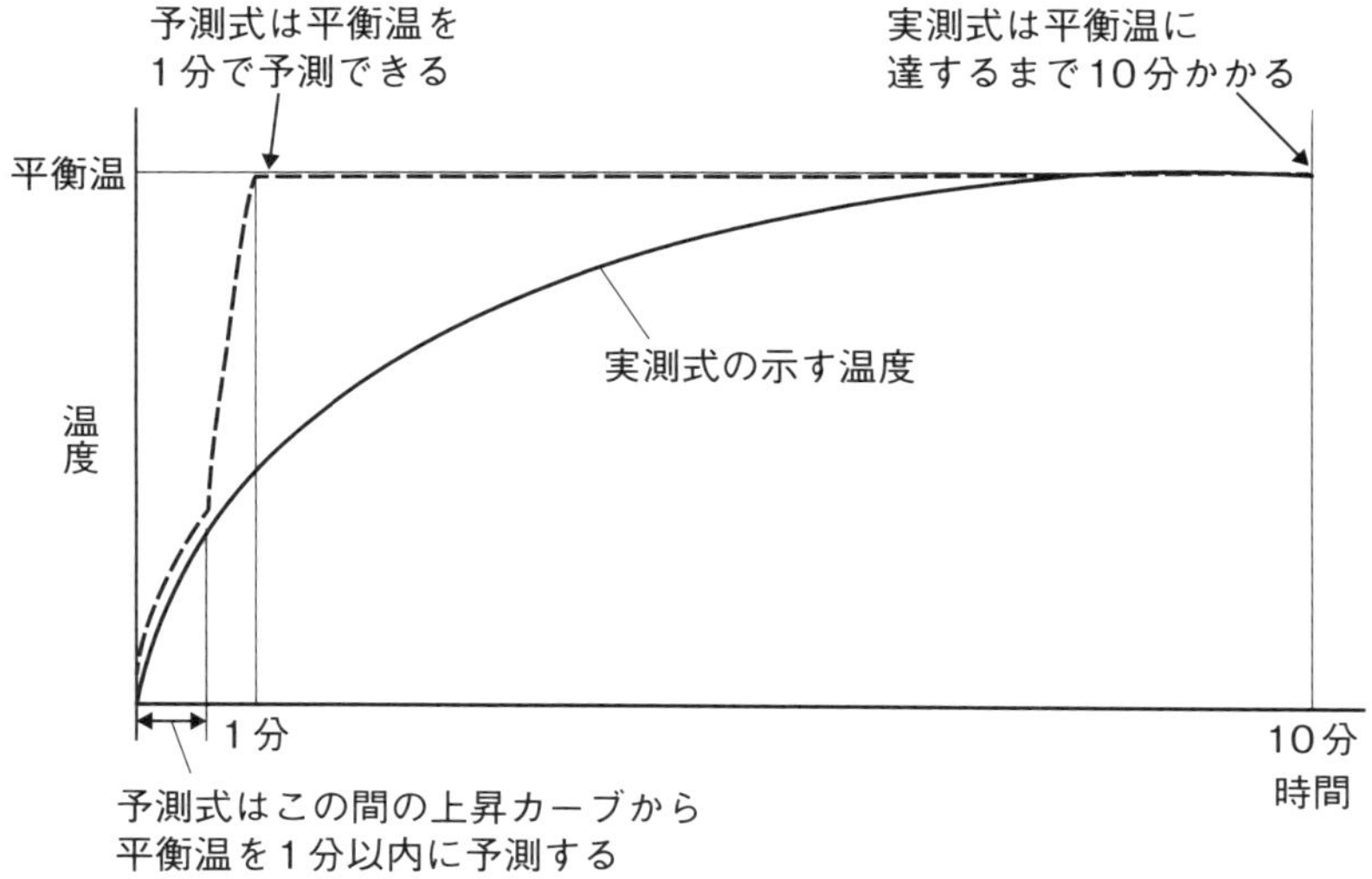

電子体温計の予測式と実測式の違い

れておかなければならないものです。

室温20度の病室で、きちんと毛布を掛けて寝ていた患者さんが、朝起きてすぐ体温を測る際には、最初の1分間の体温上昇カーブの傾きが急で10分あれば平衡温に到達します。ところが、その患者さんが毛布を掛けずに腕を頭のほうに上げて寝ていたとすると、看護師さんが

「じゃ、体温測りましょうね」

と言って、実測式体温計を腋にはさみますと、腋が温まっていないから、温度上昇に時間が掛かる。つまり平衡温に達するまで時間が掛かります。10分経って体温計を取り出してみたら36度にも達していない。それを見て

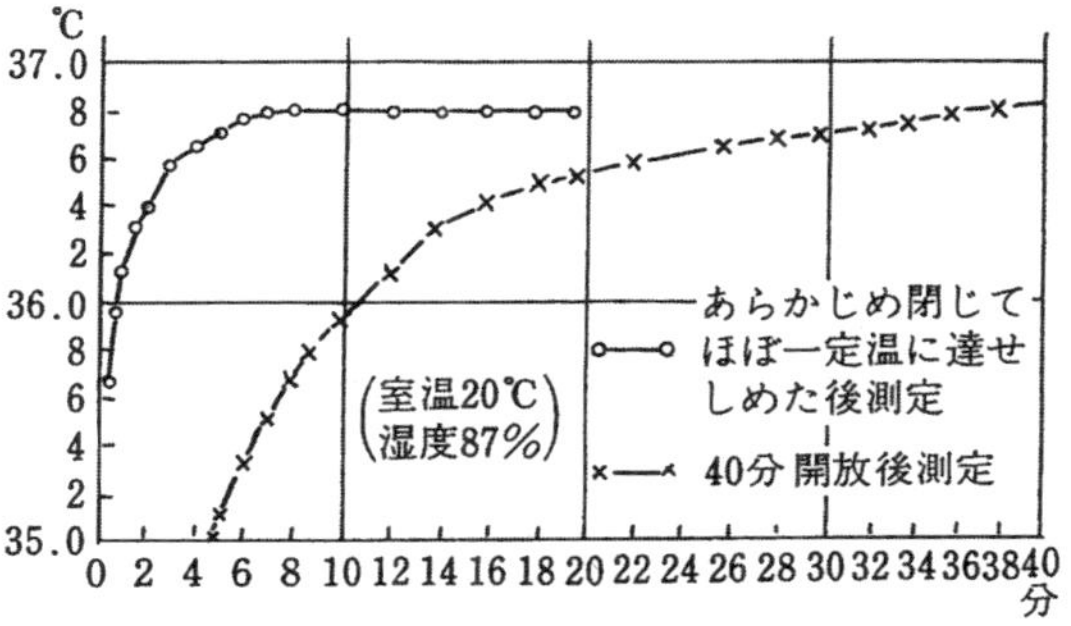

腋下の状態と検温時間に及ぼす影響

氏家幸子．基礎看護技術．東京：医学書院；1982.p.83

「熱はありませんね」と間違った判断をしてしまう危険性もあります。腋下の温度というのは腕の位置によって左右されるにもかかわらず、方法論を検討しないで測定してしまうと、その評価が間違ってきます。室温20度といったら決して特別に寒い日ではありません。1年中いつでも起こりそうなことなのです。

病院によっては冬の暖房費を節約するために夜10時から暖房を切っているところもあるでしょう。朝冷えていても暖房を入れるのは7時というのでは、毛布の中は温まっていても部屋は寒いはずです。室温が低ければそのときの体温は、高いところと低いところがあるんです。こういうような基本的な考えがなくて、ただ「しっかり押さえてます」というだけで正しく測っているというのは、間違いであるということを皆さんは知らなくてはなりません。

体の外の気温によって、私たちの体温は変動します。このような簡単な基礎看護的なことが、案外理解されていません。ただ測ってその数を書けばいいというのであれば、測るのはナースでなくてもいいでしょう。

「37度で熱がある」は明治時代のこと

37度に赤い印のついている体温計がありますが、聖路加国際病院ではもうあの体温計の使用をやめてしまいました。37度以上を発熱とするのは、全然意味がない。

皆さんの多くは体温計を見て、37度以上あれば微熱があると判断するでしょう。人は年を取るにつれて体温はだんだん下がってきていますから、私の基礎体温は35度5分くらいで、朝は35度、夜は35度8分~36度に変動しています。もし肺炎になったとしたら、そのときには36度5分になるかも知れない。36度5分で肺炎というのを無熱性肺炎とよく言ってきたんですが、平熱より1度半高いのですから私には有熱なんです。普通の肺炎です。

「体温が37度で熱があると判断する」というのは明治時代のことです。あの頃は大人よりも子どもが多かったんです。今は逆です。大人のほうが多い。しかも高齢者がどんどん増えている。病院の患者さんは、平均年齢は65歳以上、病院によっては70歳以上でしょうね。

このような状況ですから、今までのやり方を続けているのは間違っています。体温ひとつとっても「この患者さんの36度は何を意味しているのか」を読むことができないと、それに対するアクションが取れません。

今後は、患者さんが自分の基準値を控えていて、お医者さんに会うときには基準値を言うか、あるいは見せるようになってくるでしょう。診察室に入ったら

「私の基礎体温はこれこれですから、そこに赤線を引いてください」

と患者さんがデータを持ってくるような時代になるんです。医療というものに、一般の人でも強く関与しなければならなくなってきました。

昔は微熱だというと結核じゃないかと疑っていましたが、このごろ結核は少なくなりました。熱があるというと、皆さんはすぐに感染を考えるでしょう。

「ああ、熱がある。風邪を引いているんじゃないかな。感染症、腎盂腎炎じゃないかな。膀胱炎かな」

というふうに。医師もはっきり原因がわからなくて、なんの熱だろうと疑ったときには、感染による頻度は40％です。細菌やウイルスは特定できなくても、体のどこかに感染があるという疑いを持つのが4割。感染による発熱は非常に多いんです。

そのほか腫瘍で熱が出るのが全体の2割を占めています。腫瘍自体が熱を起こすんです。だから腫瘍の患者さんが熱を出したら、感染症だと判断するのは間違っていることがあります。

それから膠原病のときにもよく熱が出ます。心筋梗塞でも3日目から熱が出ます。ほとんど出ます。38度になって化学療法を使いますけれど、全然効きません。心筋梗塞は心筋が死ぬから熱が出ます。大動脈解離でも、組織が死ぬから熱が出ます。だから「熱が高い＝感染がある」というのは間違いです。すぐに化学療法というのも間違い。がんによる熱は多いし、心筋梗塞でも熱が出ます。

これらを合わせて熱の原因の90％はわかっているのですが、あとの10％は何かわからないのです。熱の元は感染が多いことは多いんだけれども、それ以外に今お話ししたようなものがあるということを頭に入れておいてください。

ナースに求められる八つのこと

これから皆さんがチーム医療に参加してお医者さんと仲良く仕事をするためには、まずは

①協調性がある

ということが求められます。

ほかには

②他の職種への配慮を充分にする
③寛容性がある
④責任を重んじる
⑤時間が正確である
⑥リーダーシップがある
⑦専門知識を持つ
⑧ごまかしをせずに凛々しい行動をする

といったことでしょうか。

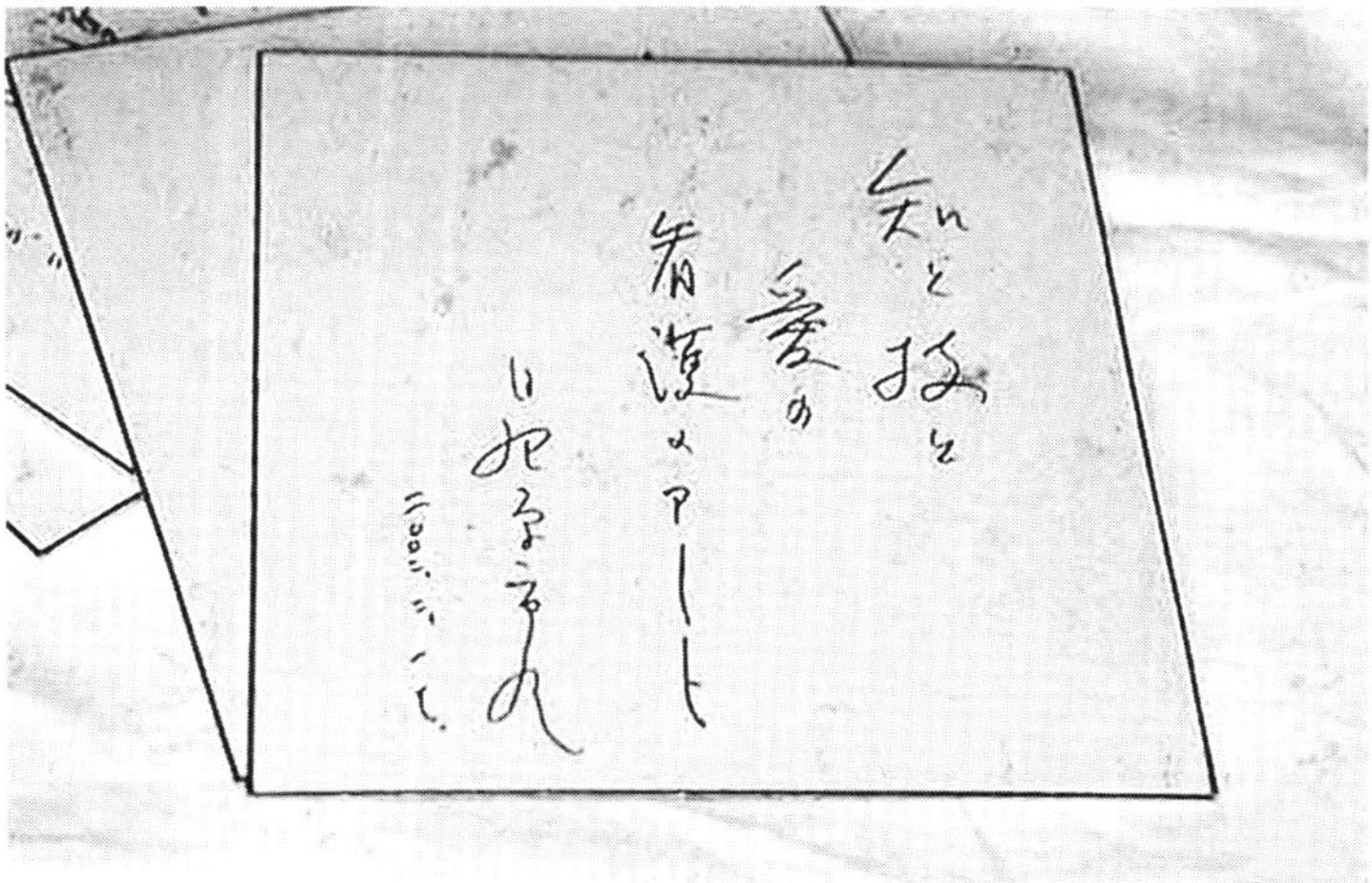

これらを身につけてチームプレーをすることによって、皆さんの臨床能力も上達します。皆さんは臨床の看護と同時に、高いレベルの臨床医学的知識と技術を持ちながら、医師と協力して働いていってください。

以上で私の講演を終わりたいと思います。

6章

看護を支えるための大きな医学をしっかり学ぼう

私は山口県の湯田温泉の近くで、今から90年と4カ月前に生まれました。3歳までいて、それから神戸で子ども時代を過ごしたんですが、神戸にいるときに母の実家のある山口へは時々参りました。当時は電車ではなく汽車と言っていたのですが、その汽車で山陽本線を往復していました。

ちょっと変わった構造の車両でした。乗るのは車両の両端からではなくて、列車の側面にいくつもついているドアからです。車内は今のボックスシートが真ん中の通路をなくして細長いベンチになったような構造で、それぞれの向かい合わせのベンチのところにドアがついているので、車両の側面にはドアがいくつも並んでいます。ですから乗るためには横のドアを開けて――簡単なドアですね、今のような複雑なドアではありません――そこから入って横にずれて座ります。車両の中には通路がありませんでした。そういう汽車で山陽本線を往復していました。

私の父は明治10年に萩で生まれ、10歳のころ萩から山口に来てこちらの小学校に入ったそ

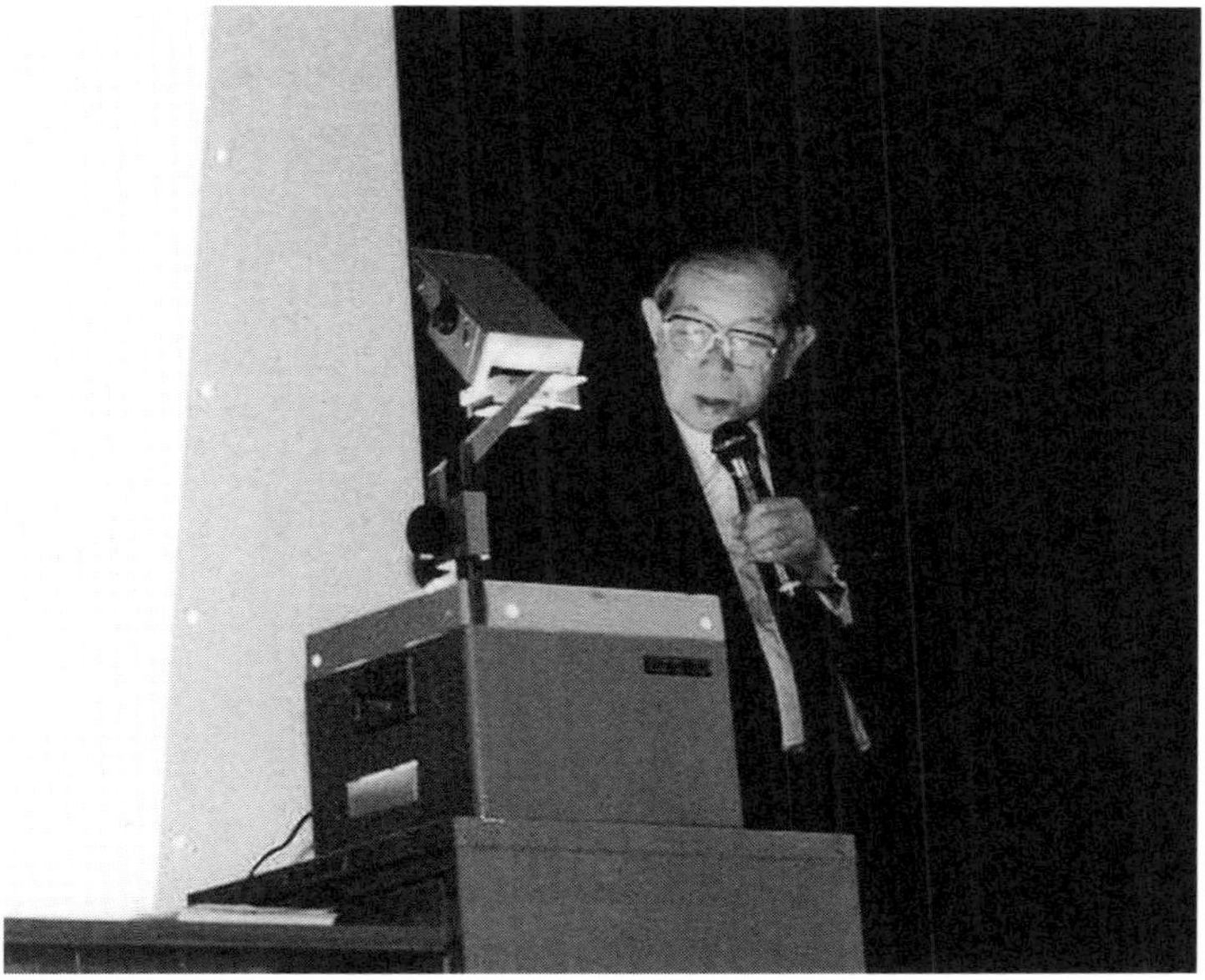

うです。そのときにアメリカから来た宣教師が山口教会を建てて、そこのバイブルクラスなどに出て少し英語を習いました。その先生に

「神戸に関西学院というミッションスクールができたばかりだけれども、そこに中学校ができたから行かないか？」

と言われて、そして14歳のときに洗礼を受けて信者になり、神戸行きを決心したそうです。父の実家は熱心な禅宗の檀家だったので

「キリスト教に改宗するなんてとんでもない」

と言われたので

「それでは独立して勉強します」

と言って家を出て、山陽本線がまだ通っていないので山口から尾道まで歩いて、船で神戸に行って関西学院の中学校に入りました。

そうして関西学院の中学を卒業してから2年間、英語を専門にする科へ進んだら、山口の中学校から英語の教師が欲しいから来てくれという要請があり、ちょうど山口県出身だからといって私の父に白羽の矢が立ち、山口に戻ってきました。

戦前、男性は体格さえ良ければ徴兵検査をして、3年間軍隊に入って訓練を受ける義務制度がありました。父は山口連隊に入って訓練を受けたのですが、成績が良かったので2年で上等兵になって除隊したそうです。その後私の父は、関西学院の先輩がアメリカに留学をしていたので、自分もアメリカに留学をしたいと思い、ノースカロライナ州にある現在のデューク大学、当時のトリニティカレッジというミッションスクールに応募しました。するとアルバイトをしながら勉強しても良いという許可が下りたので、24歳から5年間アメリカに留学し、英文学など一般教養を学んで、それでいったん日本に帰りました。それでもどうしても牧師になりたいという思いから、再度アメリカに留学し、ニューヨークで過ごしたのが明治44～46年です。父がこの二度目の留学に行って半年後、母が山口でお産をして、私が生まれました。

それから一気に時代が下って、今の山口県立大学の前身である山口女子大学ができるとき、私が山口出身だから設立の委員になってほしいと頼まれ、さらに大学の教授が足りないからアメリカで勉強しているナースを探して教授にしてほしいと言われ、私が人選などにも関わりました。

そういうことで、ちょっと長くなりましたが、私は山口に非常に関係があるというお話でした。

さて、今、井村裕夫先生が医学と看護の将来はどうあるべきかについて、皆さんが納得できるような言葉でお話になりました。短い講演時間にも関わらず、あれほどきちんと筋道を立てて、そして詳しい批評やいろんな言葉がどういうものかの説明を極めてわかりやすく皆さんに話されました。私はそちらに座っていて、皆さんの目が星を見るように輝きながら、井村先生に集中されている様子を横から見ていました。皆さんは病院で働いたり、学校で教わったりしながら医学や看護を学んでおられるのでしょうが、今日は素晴らしい医学の進歩をパノラマで見ているような実感を持たれたことと思います。

でも皆さん、これは入り口です。医学の世界は入れば入り込むほどどうしようもなく奥深く、先へと進まざるを得なくなります。短い時間でそこまで話すことはできないし、聞いたところで全体を記憶の中にとどめてしまうことは非常に困難です。でも、「これは私でも理解できるかも」という感触を得たうえで、「それじゃ、本格的に入ってみよう」と思っていただけたなら、日本の医療も未来が明るいなと思えます。

私は常日頃から看護師の皆さんにお伝えしていることは「看護だけじゃ駄目なんだ」ということです。看護を支えるための大きな基礎医学や臨床医学をしっかり学んで、そしてチームとして働く。ご来場の皆さんにも

「今までのようにお医者さんの介助をするだけじゃないんだ。一緒に参与するんだ。そのためには看護学だけでは駄目なんだ」

と思っていただけるために、今日もお話をします。

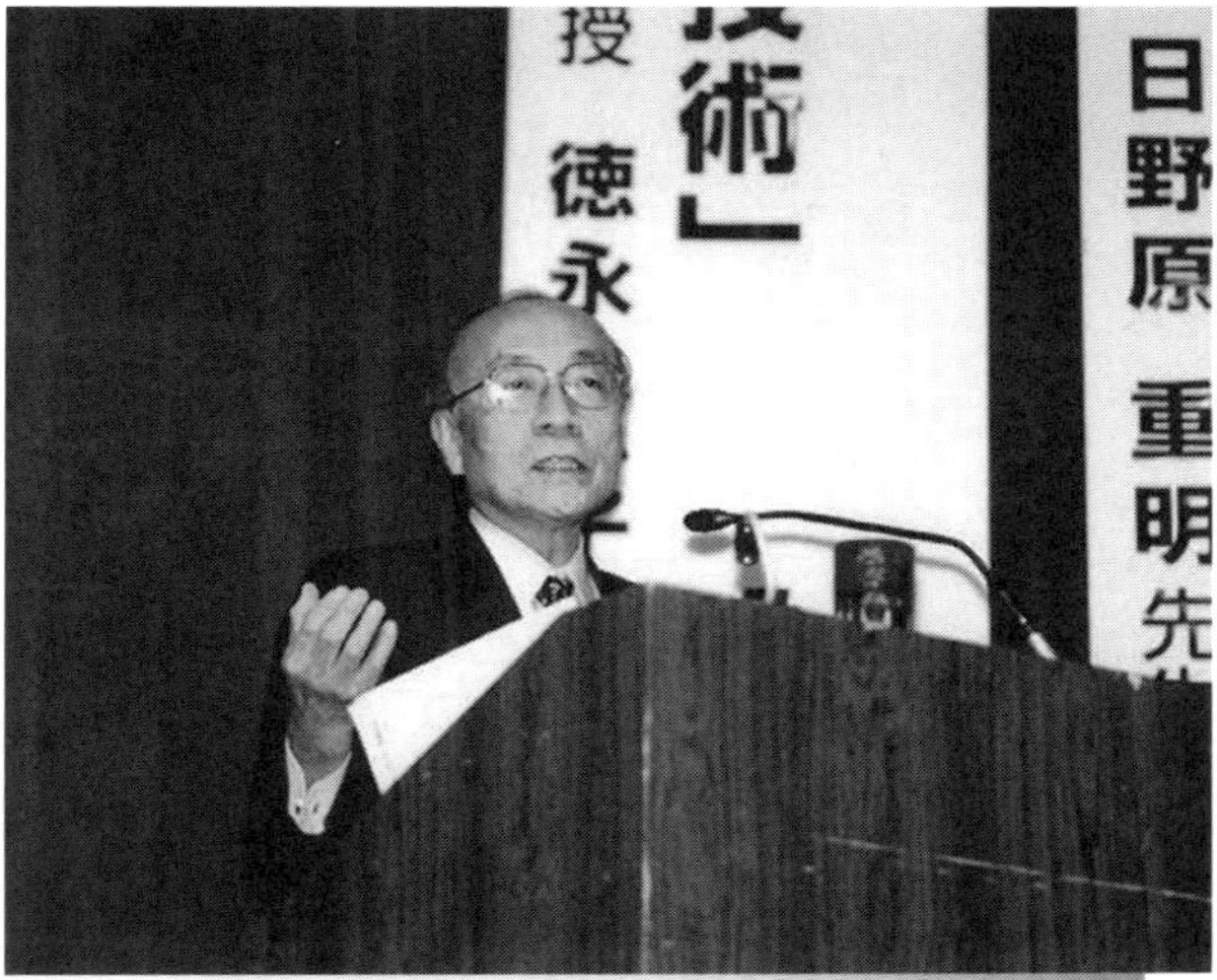

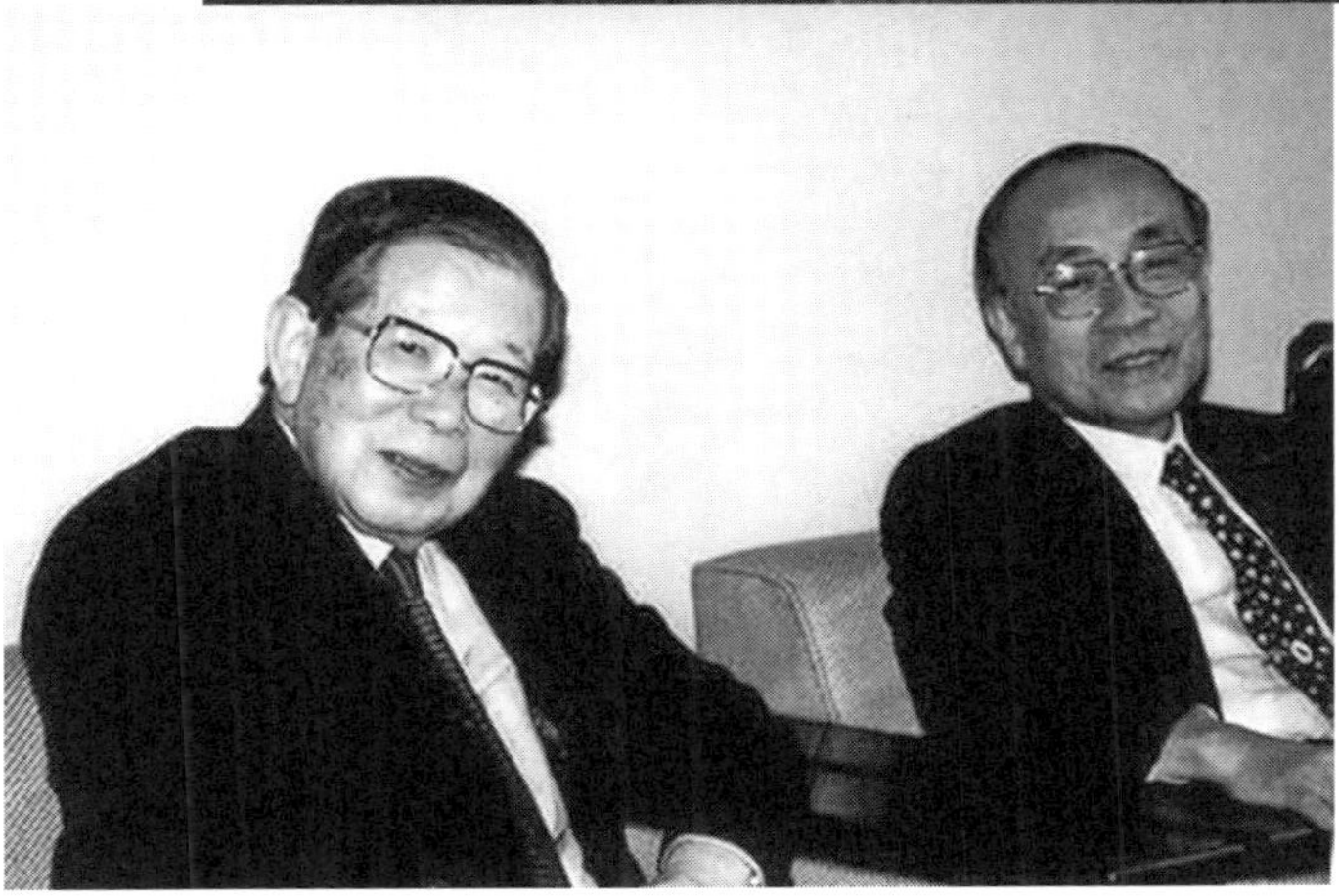

上：講演する井村裕夫先生（京都大学名誉教授・元総長）
下：講演後、控室で笑みを見せる筆者と井村先生

水を与えていい脱水と、与えてはいけない脱水とがある

看護師というのは、患者さんと接するという点では医師と同格です。ですから皆さんも医学の本が読めなくてはなりません。近年、医学もずいぶん分化してきました。免疫学とか再生医学などは、私も勉強しないとわからないくらいです。皆さんも、高齢者看護とか精神看護とかを実践しつつ、土台にある医学の勉強もしてください。そうして皆さんが若い後輩看護師に医学のことを説明できるレベルまで到達してください。

例えば脱水に対してどのように輸液をするかということも、基礎がわかっていないとなんのためにやっているのかわからないまま、単なる作業をこなすだけになってしまうでしょう。脱水には水を与えていい脱水と、与えてはいけない脱水とがあります。後者はナトリウム欠乏症脱水と言って、水分とともにナトリウムが過度に尿として排泄されて、血液中のナトリウム量が減ってしまう現象です。

ナトリウム欠乏症脱水は、主に食塩の摂取不足と水分の摂取過剰によって起こりますが、水を与えると血液中のナトリウム濃度が下がって低ナトリウム症になり、ショック状態に

なってしまう場合があります。そういう脱水にはまず食塩を与えてナトリウムの量を増やしてから、少しずつ水を補給していかなくてはなりません。脱水には何がなんでも水を与えるというのではないのです。このようなことは、看護の本にはあまり書いていません。基礎医学の本に当たらないと出てきません。

私たちの体にはホメオスタシスという調節機構があって、血液のpHを決めるなど上手にコントロールをしています。水がないようなところに行くと尿はあまり出なくなって、水を失わないようにします。これもホメオスタシスのおかげです。砂漠を歩くとき、人間は水を飲みますが、ラクダは3日も4日も水を飲みません。人間は飲まないと脱水になってどうしようもなくなりますが、ラクダは水を飲まなくてもいいんです。なぜラクダはいいかというと、こぶがあるからです。ラクダのこぶは脂肪です。脂肪が燃焼すると燃焼水という水をたくさん生むんです。自分で脂肪から水をつくれるから、ラクダは長時間水を飲まなくても平気なんです。神様はこんな不思議なしくみをつくったんですね。人間の科学では考えられないようなことが自然界にはあるんです。私たちはラクダのようなことはできないので、毎日毎日一定の水分が必要で、発汗すると水を補給しなければなりません。

昭和45年の「よど号ハイジャック事件」で私が日航機内に拘束されたとき、初めの2日間は水もほとんどありませんでした。1日に200ミリリットルくらいでしたから尿は全然出ません。しかし尿が出ないというのは便利ですね。飛行機のトイレが排泄物でいっぱいになって「行くのも嫌だ」ということにもなりませんでした。私たちは摂らないと出ないようになるようです。ホメオスタシスが上手に働いているんですね。水を摂らないのに尿が出るというのは病気です。こういうことを示すためにバイタル・サインがあるんです。

そういうわけで、皆さんは勉強の仕方を変えるくらいに新たな医学の知識を取り込む努力をしてください。講演を聴いただけで満足しているようでは駄目です。3カ月も経てば聴いた内容はほとんど忘れているし、半年後には、講師に会っても
「えーっと、この人は誰だったかな?」
というような、講師までもが記憶から消え去ってしまうんです。そういうものなんです。けれど皆さんが今日の講演をきっかけに看護と医学に取り組む姿勢が変わったら、井村先生と3年先に新幹線で会ったとき
「3年前に講演を拝聴しました。あのとき目が覚めました」
とあいさつができるかも知れません。今の講演が、皆さんの今後の人生を変えるきっかけに

なればいいですね。

人工骨頭の置換手術をしても翌日には歩いてもらう

医学は日々進歩していますが、看護も同様に変わり続けています。昨日の常識は今日の非常識ということも少なくありません。

安静というのは、今まで看護で一番大切であるとされていました。ところが今は、安静の害が説かれています。かつては手術後にはなるべく絶対安静にして、起こさないようにそっと寝させておいてと言っていました。けれどずっと寝たままでいると、高齢者の場合は刺激が少ないため認知症の症状が出る人もいて、安静が見直されています。

人間は動物でしょう。動物というのは読んで字のごとく「動く生物」ということでしょう。それが年を取ったからといってじっと座っているとか、あるいは具合が悪いから寝ているというのは、本来の姿ではありません。

今、私は手術を受けた患者さんには、大きな手術でも手術室から出ると起こすようにしています。眠ってしまっているところを、体を揺すって刺激を与えて起こしています。そして絶対安静にはせず、トイレは自分でやりなさいと言っています。

大腿骨を骨折して人工骨頭に置換しても、明くる日には歩きなさいと言っています。ヘルニアの手術で1週間も入院するのは意味がありません。

私は80歳のときにヘルニアの手術をしました。ヘルニアというのは、鼠径《そけい》部などに穴が空いて、腸がそこにずるっと引き込まれてしまう病気です。元に戻らなくなって狭窄《きょうさく》を起こすから痛みが起こります。これをヘルニア嵌頓《かんとん》と申します。

嵌頓、これは難しい漢字です。どうしてこんな字を使うんでしょう？　医学特有の難しい漢字の一つですね。医学の難しい漢字といえば、やせることを羸痩《るいそう》と書きますが、この漢字も読むのも書くのも難しいのに変えませんね。「食べたものを吐いた」と素直に書けばいいのに「嘔吐《おうと》を来した」と書きます。そういうドイツ語を直訳したような言葉でお医者さんは病歴も書いています。「吐き気をもよおす」は、「悪心《おしん》を来した」です。悪い心というのは素人にはわかりませんね。もっと話し言葉で書いたほうがいいと思うのですけれど。

私が尊敬しているウィリアム・オスラー先生は、１８９２年に内科のテキスト『内科学の原理と実践』（原著名 The Principles and Practice of Medicine）を書いて、６カ国語に翻訳されました。しかし日本語には訳されていません。終戦後にも訳されなかったのは、日本はドイツ医学だったからです。当時の日本は非常に狭い医学だけを学んでいたのです。だからアメリカ医学である『内科学の原理と実践』は、日本を素通りして中国に行ってしまいました。ただし中国語版の印刷は横浜でされていました。日本の印刷技術が中国よりもはるかに高かったからです。

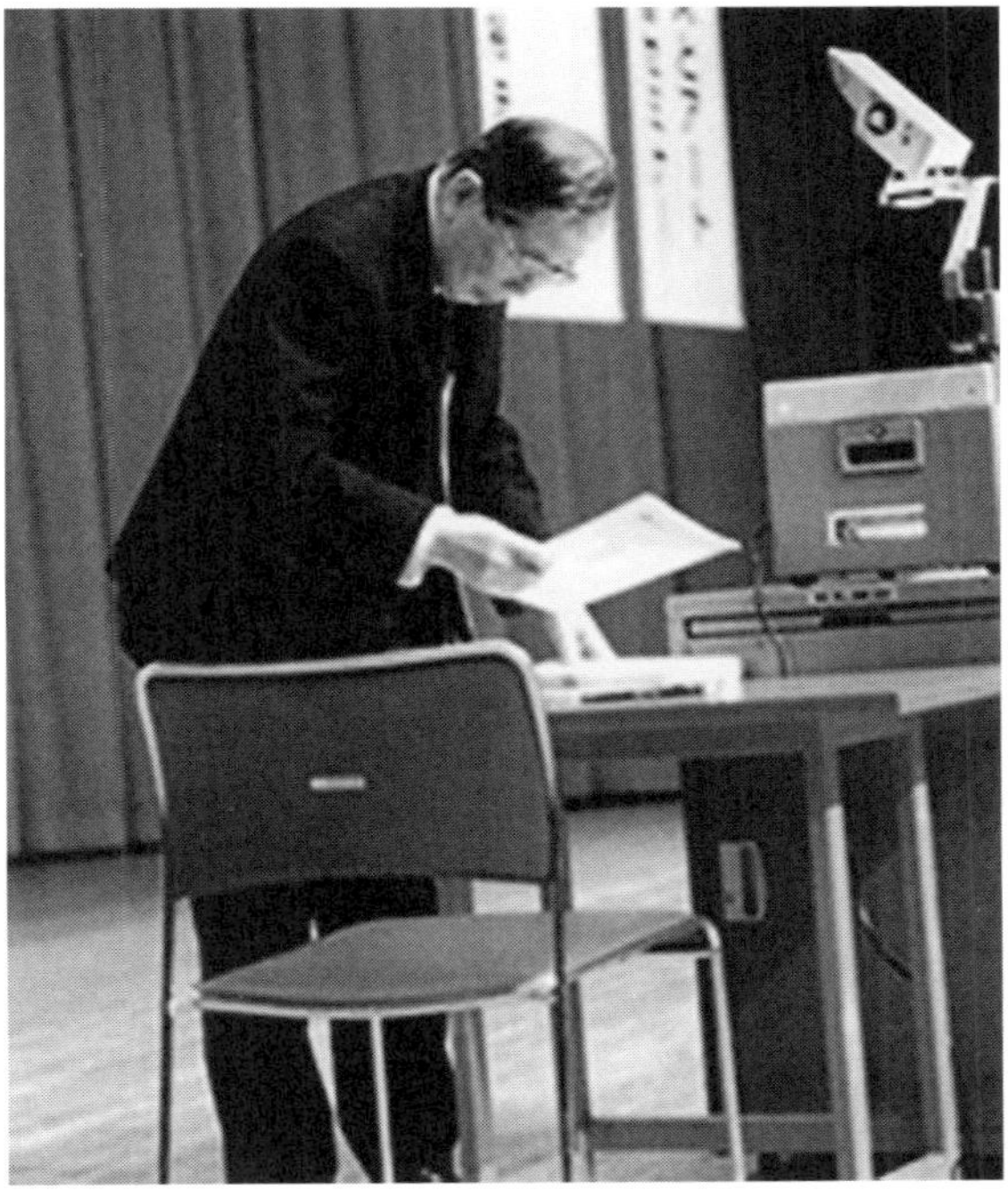

今、私たちは世界各国の進んだ医学を吸収できるようになりました。英語ができれば日本語に訳されるのを待つことなく、最新の医学を知ることができます。英語は世界の言葉です。皆さんはぜひ英語の勉強に励んでください。

英語は幼稚園児や小学校の児童でも上手に覚えます。学校に上がる前の日本人幼稚園児がアメリカ人と一緒に遊んだら、すぐにきれいな発音を身につけるじゃないですか。それは慣れなんです。大人は英語を学ぼうと構えてしまうからなかなか身につかないんです。どうか皆さんももっと国際的な看護師になるために、勉強の仕方を変えて、星を見るように目を輝かせながら、学問の世界に入り込んでいただきたいと思います。

人間は自分の持っている遺伝子のうち、残念ながらほんのわずかしか使っていません。私は90歳を超えていますが、まだ使っていない遺伝子があるはずなので、それを自分で発掘しようと思っています。チャンスがなかったから使わなかったんだと思うんです。皆さんも今まで使っていなかった遺伝子を発掘してみようじゃありませんか。もし皆さんの中で「自分は学校の成績があまり良くなかったから、きっとこの先いつまでも駄目なんだ」なんて思っている方がいらっしゃったとしたら、とんでもない話です。それは教育方法が悪いから良くなかったんです。能力を引っ張り出せば、きっと良くなる。

私は3人の総理大臣経験者の主治医をしたことがあります。その中のお一人に石橋湛山《たんざん》先生がいます。石橋先生のお父さんはお寺の僧侶で、後を継がせるために湛山という名前を付けたんだそうです。

その石橋先生は中学のときに2回落第しているんですが、のちに落第した理由を「勉強の仕方を知らなかったから」と語っています。勉強の仕方を身につけたら成績はみるみるうちに上がり、のちに全くの独学で経済学の勉強をされました。今は勉強する意欲さえあれば、独りでも勉強できる便利な世の中です。皆さんも指導者がいないから駄目だなどと言わないで、石橋先生のように独学でも勉強するようにしてください。

心筋梗塞だから寝てないでください

医学は日々進歩しているんです。なのに看護が古いままではいけません。体温の測り方も間違っているんですよ。脈の測り方も間違っている。血圧の測り方も間違っている。あまりにも古くて間違っていることが多すぎます。安静は駄目だし、仰向けに寝るのも問題があります。もしフランス人のようにうつ伏せで寝ていれば褥瘡にはならないし、医療費も安くなるんです。

心臓が悪いと「安静にしていなさい」と言って仰向けで寝させますが、心不全が強くなると仰向けに寝るのは良くないんです。私は心臓が専門で心不全のことを勉強してきたので知っているんです。

仰向けに寝ると、足から右の心臓に帰ってくる血が流れやすくなりますね。立っていると足の血が心臓まで上がって帰るのは少なくて、血液が停滞するけれど、横になったり足を上げたりしていると、血はどんどん右の心臓に帰って、左の心臓は充分に収縮力がないから心臓が収縮しても血は半分しか出ないで、残りの血液が心室に残ってしまいます。それを心不全、正確には左心不全と言うんです。

左心不全は、収縮したときに送り出すことができないで残っている血液があるような状態で、左の心室の不全を指しています。心臓は入ってくる血を処分できないのに、帰ってくる血液が多いと、たまる一方でしょう。だから帰らないようにしたほうがいいんです。血が入らないように手足を縛ってしまう瀉血《しゃけつ》という治療法もあります。瀉血をすると貧血が起こりますが、一時的に縛るのであれば心臓には負担を掛けないから休むことができる。そういう処置があります。心臓病の患者さんに

「心筋梗塞だから、起きてないで、寝ていてください」

と言うのは間違いで、むしろ
「心筋梗塞だから寝てないでください。座っているほうが楽ですから」
と言わなくてはなりません。看護というのは原則的には安静とか、横になることを推奨していましたが、それはもう古い考え方です。

心不全といえば、日本の大学の授業で学生に向かって
「心不全というのはなんですか？」
と問いかけると、皆さんはどこか教室の一角を見て考えるんですが
「あなた、心不全は何？」
と指名して訊くと、ほとんどの人は
「そうですね」
とも
「わかりません」
とも言わないで、黙って天の一角を見るんですね。私は訊くんです
「あなたは何を考えているの？」

ですよ。

と。考えていないんですよ。黙っていると誰かが当てられますから、皆それを待っているん

日本の学生は、アメリカに行ってもそれをやるんですね。立ち上がったときに「アイ・ドント・ノウ」と言わず、考えているような格好をする。向こうの人は何か言うまでいつまでも待つんです。アメリカの大学教授が私に

「日本からの学生は、何か精神の病の人が多いんじゃないか?」

と言うんです。向こうの人は、もう立ち上がる前に"I don't know."と簡単に言うんですよ。

「心不全を1分で説明してください」

と言ったときに、自分が1分で説明できるかどうかすぐにわかる。私には難しいと思ったら

「わかりません」

「できません」

とはっきり答えます。日本人もできなければ「できない」と言えばいいんだけど、それが恥だと思うのか、なかなか言わないから時間の浪費になる。日本では大学の授業だけでなく会議やディスカッション、症例検討などのときに、無駄な時間が多いんですよ。だから本当の議論があまりされないということがあります。知らなければ知らないと言えばいい。

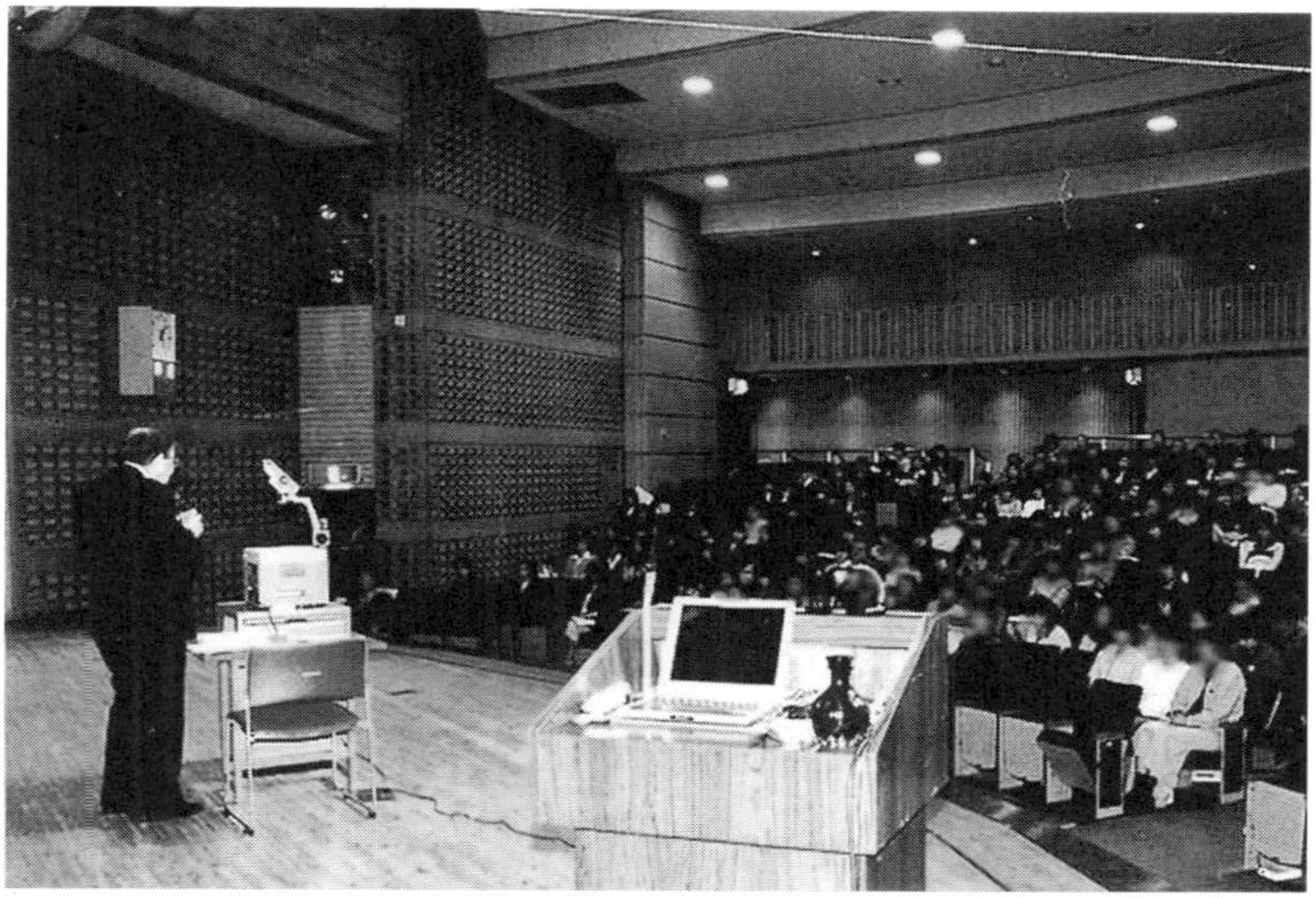

私がアメリカに留学したのは半世紀以上も前ですが、何を学んだかというと
①学生の前でも誰の前でも知らないということを早く言うこと
②ごまかしのへ理屈を言わないこと
の2点です。そして知らないことが出てきたら
「誰か知っている人は教えてください」
と言うんです。講演で誰かの話を引用しましたら
「今のその言葉は誰の言葉ですか?」
と会場の方は訊いてきます。べつに珍しいことではありません。私がわからなかったら
「残念ながら私は覚えていません」
と言いますし、あるいは
「この言葉はいい言葉だったけれども、福沢諭

吉の言葉であるかどうかはっきりしません。どうか聴衆の方、調べてわかったら私に知らせてください」

と言うこともあります。すると1週間くらい経ってハガキで

「国立図書館に行って読んだ本にこう書いてありました」

と知らせてくれる人がいるんです。壇上からでも「知らない」と言うと、みんなが探してくれてとても便利です。

ヘルニア手術の後でもやっぱり安静は不要だった

私はわからないことは人に訊くなどしてすぐ知ろうとしますし、疑問に思ったことは仮説を立てて自ら実験をして検証を試みます。

先ほどヘルニアの手術を受けたお話をしましたが、私は手術の前に、執刀医から絶食を言い渡されていました。しかし腸を切るわけではないのだから

「どうして絶食をしなくちゃならないのだろうか?」

と私は考えました。水分を摂ることは、なんら悪いことはないんですが、検査というとみんな絶食にするんですよ。絶食にしなくてもいい手術や検査はたくさんあるんです。

となると自分の体を使って実験です。

手術は夕方だったのですが、お昼は学長会議に出席してランチが出たから、軽いものをちょっと食べました。

「先生、今日は朝から何も食べていませんね」

「はあ」

と、執刀医と目を合わさずうつむきながら答えたんですけれど、昼までに食べたものはちゃんと吸収されて、手術に害はないということを知っていました。便通さえあれば大丈夫なんです。

「先生、80歳でヘルニアの手術をするんですから、1週間は入院してください」

と外科医は言うんですよ。私はそんな必要はないと思って、手術後20時間で聖路加の会議に出席しました。このときはちょっと歩くと痛いので車いすで行きました。

明くる日は、東京・小平市にある津田塾大学の公開講座で、講演をすることが半年前から決まっていたので、休むわけにはいきません。当日の朝

「ちょっと外出させてください」

と言って、痛み止めを通常の量の3倍もらいました。病院は

「流動食を召し上がってください」

と言うんですけれど、よく噛んで水で上手に薄めれば胃に行くときには流動食と同じじゃないですか。日比谷公園の近くでフライドチキンとコーラを買って、それらを口にしながら講演に行ったんです。

津田塾大学の3階の講堂にはエレベーターがないと聞いていたので、階段の上り下りでも痛くならないように、講演30分前にコーラと一緒に痛み止めを飲みました。普通お薬は水で飲まないといけませんと言われるんですが、どうして水でなくてはならないんでしょうか。べつにジュースでもいいんじゃないかと私は思っているので、コーラで飲みました。炭酸が入っているから薬の吸収が早いんです。

そうして1時間半の講演をして、帰りに車から病院に電話を掛けて

「もう家に帰ります」

と一方的に伝えて退院してしまいました。

さらに明くる日は、1年前から知り合いが私を隅田川のヨットに招待してくれていて、ま

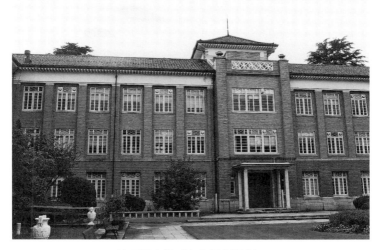

津田塾大学（東京都小平市）
ヘルニア手術の２日後、「ちょっと外出」で津田塾大学まで赴き、講演を終えたその足で帰宅（退院）してしまった。

た痛み止めを充分に飲んで、20人くらい乗れるような大きなヨットに乗船して、デッキの上の階段を上ったり下りたり歩き回ったんです。

なんともありませんでした。

手術の後でも安静は良くないんです。縫ったところがはじけるなどというのはありっこないんです。今はきちんとセロハンテープみたいなものを張りますから、それがはがれることはないんです。今までの手術のマニュアルにはウソも書いてあるんですね。私は自分の体に責任を持っているから、勇気を持って試してみることができるんです。

皆さんも病気をしたら、今まで悪いと言われたことをやってみてはいかがでしょうか。自分の体で実験してみるんです。それでいっこうに差し支えないことが、たくさんあると思います。そうやって古い看護を変えていかないといけません。

痛み止めの話をしましたが、手術後の患者さんには充分に痛み止めの配慮をしてあげてください。私は、私の紹介で外科に行った患者さんに

「看護師さんにはあなたの思っている2倍痛いと言いなさいよ」

と言っています。そうすれば痛み止めを充分にもらえますし、そうしないと医師には伝わりません。とかくお医者さんは、痛み止めでも睡眠薬でも

「なるべく飲まないように」

と言いがちです。医学はなんでも「ドント・ドゥ」です。

「しないように。しないように」

と言うんです。だから患者さんは煩悶《はんもん》して、飲むか飲まないか、自分でわからなくなるんです。私は

「迷ったら飲みなさい」

と言っています。

「無言のアート」である医術は成長の伸びが悪かった――

今から2500年前、古代ギリシャの医学者ヒポクラテスがこういう言葉を残しました。

「世の中にはたくさんのアートがある」

ここで言うアートとは、芸術ではなく「人の手によって行われること」といった意味で使われています。

ギリシャ時代には、絵画、彫刻、音楽、踊りなどさまざまなアートがありましたが、ほかに「癒しのアート」と言われる医術もありました。もちろん当時は診断などは全然できませんでしたが、癒しをする医師がやさしく手を握ったり、温めたり冷やしたりすることで、病気が楽になると思われていました。そういう癒しのアートと、絵画のアート、彫刻のアート、音楽のアートなどの中で、2500年前に最も遅れていたのが「癒しのアート」でした。

なぜでしょうか？　音楽や絵画は、自分は音楽家でなくても、もしくは自分では絵を描かなくても、その音楽や絵が良いかどうか批評できます。そういう批評家が自然に養成されていました。音楽で言えば、音楽会に行った人が「昨日の音楽会はこうだった」と時には厳し

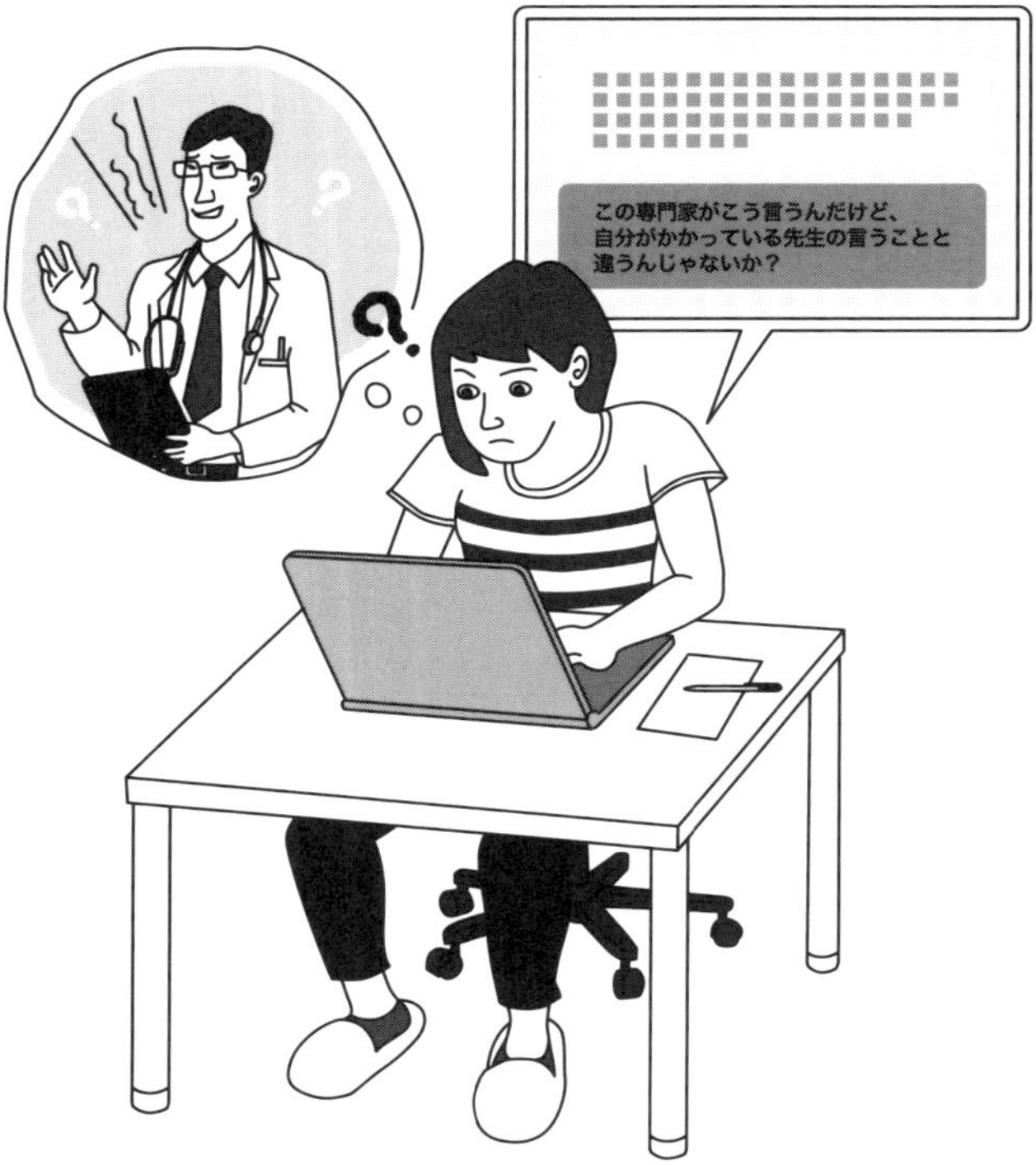

勉強不足の医師・看護師はネットに書き込まれる？

く批判するようなことがあって、批評家がいたから発達していったんです。

　ところが医学は情報を一般の民衆に公開しませんでした。

「具合が悪い？　じゃ、こうしなさい」

と言うだけで

「なぜこうするんですか？」

と訊いても

「あなたは黙って医者の言うとおりにすれば

いいんだ」

と言っていたのです。なぜこういうことをしなくてはならないかという筋道を言わないで、もうおれに任せろということをやっていたから、医学は「無言のアート」とも呼ばれていました。だからアートとしての成長の伸びが悪かった。

このごろは医療情報が公開されるようになりました。インターネットでどんな病気でも出てくるから、看護師さんもお医者さんも勉強をしていないと、インターネット上に

「この専門家がこう言うんだけど、自分がかかっている先生の言うことと違うんじゃないか」

と書き込まれます。看護もごまかしはきかない時代になってきています。すっかり時代は変わってきたので、これからはいろんな意味で医学は良くなると思います。

オスラーの著書がロックフェラー医学研究センター設立につながった

医学という言葉は古い言葉ではありません。私が医師になった昭和12年にには、医学という

言葉は使わなかったし、医療という言葉もなく、そのときは医術という言葉を使っていました。その後だんだん医術が医療や医学という言葉に変わってきたんですね。日本では「学」をつけるのが好きですから、なんだか形式的に「学」というのがついたようにも思えます。

看護学に関しましては、明治時代は看護学と言わず、看病用法とか普通看病学と言っていました。そしてナースのことは看病婦と呼んでいました。看病というのは病人の世話をする看病で、日常の言葉です。その看病婦が看護婦になり、看護師になったんですね。

アメリカのナーシングというのは、必ずしも学問というふうなもったいぶったことは言いません。医書も一般の人が理解するような平易な言葉で書いてあるので、オスラー先生の『内科学の原理と実践』は誰が読んでもわかったそうです。ある牧師さんがその『内科学の原理と実践』を読んで

「こんなにも病気のことはわかっていないのか」

と驚き、石油王ロックフェラーに

「オスラーの『内科学の原理と実践』を読んだのだけれど、この病気のこともわからないし、あの病気もよくわかっていないらしい。治療法もないという病気ばかりだから、あなたが石油で儲けたお金を医学の発展のために出したらどうか」

と進言したそうです。それがロックフェラー医学研究センターの設立につながりました。オスラー先生のように、本当に学問を知っている人はやさしく書くんです。よくわかってない人は言葉で飾って書くだけですから、何だかわからない文章になる。今日の井村先生のお話を聴くと、皆さんはよくわかったでしょう。ああいう最高の専門家の話をしょっちゅう聴くわけにいきませんから、この後は皆さんが書籍などで勉強をしてください。

看護師は24時間患者さんの健康状態を預かっている

健康というのは、肉体的なこと、心理的なこと、社会的なことすべてを含んでいるのですが、ここにスピリチュアルという言葉を加えようじゃないかと、最近WHOでも議論がされています。まだ決定はされていません。その人を何かぐっと押し出しているような内的な力のことをスピリットとか魂などと表現しています。「なぜあの人があれだけ行動的にできるのか」ということを説明するのに必要です。

そして人間はただ生きるのでなくて、生きることの意味とか、価値とかが重要視されつつ

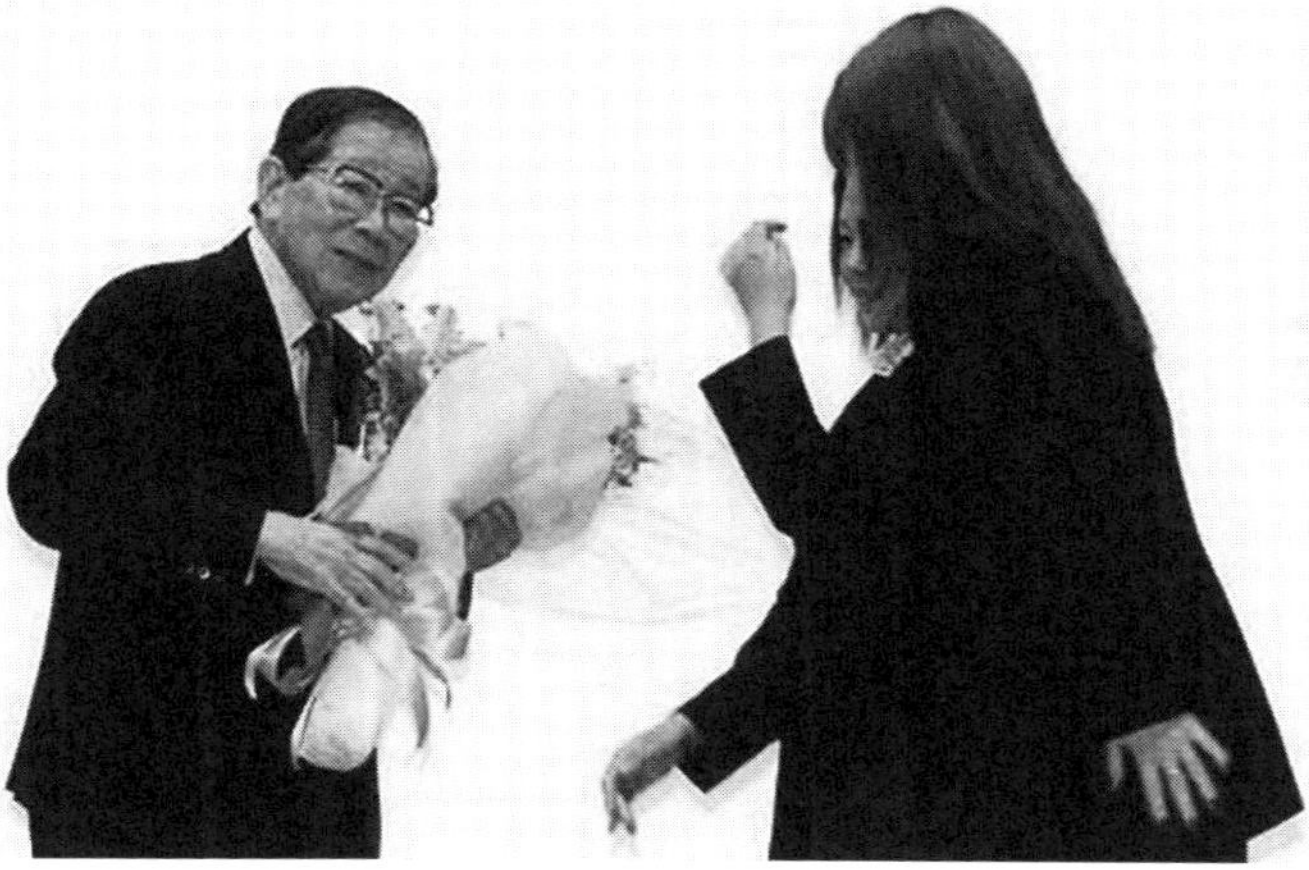

あります。だから命というのは長さではないのです。がんであと1週間しか生きられないターミナルなときでも、「今日をどうよく生きるか」ということが必要であって、決して長さではありません。クオリティを高くするために、医学や看護は何をすべきか。私たちみんなが問われています。

ナースはプロフェッショナルです。ただお世話をするんじゃない。ただ介護をするのでもない。医師と相互に依存をしているんです。医師は病棟で回診しますが、時間を掛けても20〜30分でしょう。3分や5分の回診もあるでしょう。残りの23時間30分もしかしたら23時間57分は皆さんがずっと目を利かせて、何かあったときには医師に連絡をし、医師に連絡ができなかったら自分で処置をして、医師に事後報告せざるを得ないんです。心臓が止まったとき、あるいは呼吸が停止したとき、医師がいなかったら皆さんが適切な処置をしなくてはなりません。看護師である皆さんは24時間患者さんの健康状態を預かっているんです。

これからは、皆さんは病院やクリニックの中だけのナースではなくて、患者さんが退院した後、地域でどうするかということを考えなくてはならなくなるでしょう。病院止まりでなく地域へ進出するということと、もうひとつ、ナースがリサーチを行うということも考えなくちゃなりません。アメリカではリサーチナースという人がいて、ドクターと一緒に仕事をしています。日本のナースは人数が少なく、日常の看護に忙しすぎてなかなかそこまでできませんが、ナースでないとできない臨床的なリサーチがたくさんあるんです。今後はそういうリサーチという役割も皆さんが担わなければならなくなるでしょう。

皆さんがもっともっと医学の真髄を見て、インスピレーションを与えられて、大きな世界で活躍されることを期待しています。

私の講演はこれで終わりたいと思います。

セミナー開催日と会場

1章　ナースがプライマリ・ケアを担う時代がやってくる	2001年2月24日	国立京都国際会館
2章　ナースに大切なのは明るさ、そして機転	2001年3月18日	西山記念会館
3章　看護も変わらないと時代遅れになる	2001年11月23日	神戸国際会議場
4章　首から下げている聴診器は使うためにある	2001年12月16日	鹿児島県市町村自治会館
5章　バイタル・サインは生きてる証拠	2002年2月17日	JA宜野湾市会館
6章　看護を支えるための大きな医学をしっかり学ぼう	2002年3月3日	山口県教育会館

中山書店の出版物に関する情報は，小社サポートページを御覧ください．
https://www.nakayamashoten.jp/support.html

これからのナースに実践《じっせん》してほしいこと
——日野原重明《ひのはらしげあき》から医療者《いりょうしゃ》へのメッセージ

2017 年 12 月 24 日　初版第 1 刷発行©　〔検印省略〕

著　者……………………日野原重明《ひのはらしげあき》

発 行 者……………………平 田　直

発 行 所……………………株式会社 中山書店
〒112-0006 東京都文京区小日向 4-2-6
TEL 03-3813-1100(代表)　振替 00130-5-196565
https://www.nakayamashoten.jp/

カバー・とびら装丁……長倉奈穂子（Kuranico Design）

本文イラスト……………能 登 寧 子

カバー写真………………齋 藤 壽 明

印刷・製本………………株式会社 真興社

ISBN978-4-521-74574-9
Published by Nakayama Shoten Co.,Ltd.　Printed in Japan
落丁・乱丁の場合はお取り替え致します．